健 康 妙 言

樊正立　樊礼颖　王礼君　主编

拥有健康妙言

虽处尘世亦仙

健康最大财富

从此别无奢求

线装書局

图书在版编目（CIP）数据

健康妙言 / 樊正立，樊礼颖，王礼君主编． -- 北京：
线装书局，2024.1
ISBN 978-7-5120-5882-8

Ⅰ．①健… Ⅱ．①樊… ②樊… ③王… Ⅲ．①健康—
普及读物 Ⅳ．① R161-49

中国国家版本馆 CIP 数据核字（2024）第 040271 号

健康妙言
JIANKANG MIAOYAN

编　　著：樊正立　樊礼颖　王礼君
责任编辑：崔　巍
出版发行：线装書局
　　　　　地　址：北京市丰台区方庄日月天地大厦 B 座 17 层（100078）
　　　　　电　话：010-58077126（发行部）010-58076938（总编室）
　　　　　网　址：www.zgxzsj.com
经　　销：新华书店
印　　制：三河市中晟雅豪印务有限公司
开　　本：787mm×1092mm　1/16
印　　张：20
字　　数：266 千字
版　　次：2024 年 1 月第 1 版第 1 次印刷

定　　价：88.00 元

线装书局官方微信

本书简介

　　这是一本健康大智慧的书，可世代相传，常读常新。这是一本健康内容广泛的书，内含古今中外在生理健康、心理健康、哲理健康以及衣、食、住、行、运动、静养、处世、道德等诸多方面的健康精华。

　　本书优选健康妙言，实践健康全新概念：健康＝身体健康＋心理健康＋良好的社会适应状态＋道德健康。

　　本书选用了格言1280条，谚语1564条，诗·歌·诀276首，成语近2000条。这些健康妙言大多经受了历史的检验，是人类健康智慧的结晶，无论时间多长远，其价值经久而新颖。

　　本书引用了大量的成语，与健康攀亲，为健康服务，以14个字的固定格式简扼点评其健康启迪。这样的尝试尚无先例，权当抛砖引玉。

　　有高人云：一句精深的健康妙言，胜于千金，让人终身受益。常读健康妙言，细细品味，身体力行，必将步入健康长寿的殿堂，且能在复杂的人际处世中游刃有余。

　　本书目录分类不求过细，而采用宽泛的方式。因为好多健康妙言的类别互相渗透，硬要细分，不但难于定位，反而损害了其健康意义的完整性。读者也可不按顺序随意选阅，仔细领悟，一定会开卷有益，收获颇丰。

本书四大要素

（一）健康格言

健康格言座右铭，一言使你终身益。

（二）健康成语

健康语言的瑰宝，健康长寿的钥匙。

（三）健康谚语

简明实用健康谚，助你长寿又康健。

（四）健康诗·歌·诀

健康思想全浓缩，有钱难买诗·歌·诀。

目　录

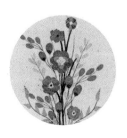

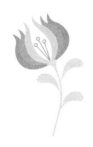

第一部分　心理健康妙言

一、感悟

古词曰："众里寻他千百度，蓦然回首，那人却在，灯火阑珊处。"笔者借喻于心理健康中：在中外古今众多眼花缭乱、鱼龙混杂的健康观点和方法中，寻找一巴简单快捷的健康金钥匙，直达健康与长寿，何其难也！真是艰辛寻他千百回，竟无踪影。然功夫不负有心人，终得灵犀一点通。忽然顿悟：那健康金钥匙，却在少有世人重视的"心理健康"大道中。

研究证明，在哲理指导下，心理健康是世上第一等的好事、妙事。不花分文，却能奇迹般地防治人类一半以上的疾病，并且是人能活到天年的唯一秘诀。谁拥有了心理平衡，谁就拥有了健康和长寿。况且，懂得了心理健康，肯定具有良好的心态，而心态决定人的命运，决定人的一切，好心态的人必定是幸福一生。

哇！难道你还能不心动，不快快行动！

二、概述

★ 2007 年 3 月，世界卫生组织发出严重警告：身心疾病已成为人类健康的主要威胁。

★世界卫生组织的专家认为：从现在起到 21 世纪中期，没有任何一种灾难能像心理危机那样给人们带来持续而深刻的痛苦。

★联合国一份调查认为心理压抑是 20 世纪最严重健康问题之一。

★世界卫生组织强调："自己的健康自己负责"，许多人不是死于疾病，而是死于无知。

★世界卫生组织的资料显示，抑郁症将成为仅次于癌症的人类第二大杀手。

★世界卫生组织认为，人的健康与寿命 60% 取决于自己的生活态度和生活方式。

★世界卫生组织称：健康的一半是心理健康。

★世界卫生组织曾召集世界上有关的科学家讨论长寿的方法，一致认为，唯有快乐最使人健康长寿。

★世界卫生组织明确指出，医药只占人类健康因素的 8%。

★据世界卫生组织的统计，有三分之一的死亡病人死因不是疾病本身，而是用药不合理造成的。

★据美国耶鲁大学门诊部统计：到医院就医的病人中有 76% 因情绪而致病。

★人类将近 80% 的病是由心理因素造成的，只有 20% 左右的病是因为细菌感染等外来因素造成的。

——《病由心生》

★美国医学家近年来研究发现：人类 65%–90% 的疾病都与心理的压抑感有关。

——《心理健康 135 招》

★据美国统计：急诊病人中 70% 的人与情绪有关。

——《黄帝内经健康宝典》

★据统计：美国上班族患者 70%-90% 与压力有关。

——《情绪掌控术》

★在死于癌症的病人中。据美国统计：75% 是被吓死的，其余才是真正病死的。

——《心理健康 135 招》

★国外研究表明：50%-80% 的疾病发生与心理因素表现有关，而仅情绪致病就占 75% 左右。

——《健康心理，幸福一生》

★ 21 世纪，心理治疗将是人类战胜疾病的最重要的手段。

——《高血压病人生活保健细节》

★一切对人不利的影响中，最能使人短命夭亡的要算是不好的情绪和恶劣的心境。如忧虑、颓丧、惧怕、贪求、怯懦、妒忌和憎恨等。

——《人生延寿》

★据心理学家调查：74% 的高血压患者与不良情绪有关，70%-80% 的肿瘤病人，在相当长一段时间内存在着不良情绪与精神压抑。

——《老年人不生病的智慧》

★恬淡虚无，真气从之，精神内守，病安从来？

——《黄帝内经》

译文：心情要清静安闲，排除杂念妄想，便气血运行通畅，精神守持于内，这样，疾病就不会发生了。

★疾病的一半是心理疾病，健康的一半是心理健康。

——洪昭光

★乐观是健康的唯一秘诀。

——苏联　巴甫洛夫

★在健康的四大基石中，心理平衡的作用占 50% 以上，合理膳食占 25%，其他占 25%。

——洪昭光

★百分之七十的病人只要能消除他们的恐惧和忧虑，病就自然地好起来。

——《好心态·好习惯·好性格》

★心理平衡的作用，超过一切保健措施和一切保健品的总和。

——《人体平衡作用》

★有研究表明：中老年人的疾病 50%-80% 是心理衰老和恶劣的情绪所致。

——《做自己的心理医生》

★真正求健康，心理占 90%，生理充其量占 10%。

——《健康重在养心》

★一切病皆生于心，心神安泰，病从何生？

——《医先》

★据国内一些医院统计：内科疾病患者中 92% 病前有明确的心理因素影响。

——《健康八法》

★心乱则百病生，心静则万病悉去。

——金元·刘河间

★有研究表明：人类疾病的绝大部分都与不良心态有关。

——《健康重在养心》

★"万病从心生"，所有的病本质上都是心病，所以，"万病皆可心药医"。

——《万病皆可心药医》

★马克思说：一种美好的心情比十服良药更能消除生理上的疲惫和

痛楚。

★英国文豪狄更斯说：一个健全的心态比一百种智慧更有力量。

★现代医学认为：60% 以上的疾病都是由精神因素引起的。

——《七分养三分治》

★心理健康就是从精神上保持良好的状态，以保障机体功能的正常发挥，达到防病健身、延年益寿的目的。心理健康不但功效卓著，更可喜的是能求己不求人，完全可以自己掌握。

——《心理健康 135 招》

★可见，安于愉悦的心境，足以抵消大多数对身体不利因素的消极影响。

——《心理健康 135 招》

★美国一家医院调查了 500 名肠胃病患者，结果发现 74% 的病人是因思虑过度引起的，这和"内经"中的"思则伤脾"不谋而合。

★2005 年 6 月，在美国西雅图召开的国际健康峰会上，各国医学家达成了一个共识："东方"和"西方"都犯了共同的错误，即把医疗卫生的重点放在治疗上，而忽略了如何有效地预防疾病，远离疾病上。

★有规律的生活，原是健康与长寿的秘诀。

——法国　巴尔扎克

★乐观是健康的唯一秘诀，常常忧思和愤怒，足以使健康的身体变成衰弱而有余。

——俄国　屠格涅夫

★心情愉悦是肉体和精神的最佳卫生法。

——法国　乔治·桑

★"疾病要靠医生治好"，这是很致命的误解。不论医生和患者，整个社会都弄错了，医生没办法把病治好，能把病治好的只有你自己。换句话说，大部分的疾病是自己好的，医生的职责是让患者了解"疾病要靠自己才能治好"这件事。

——《90% 的病自己会好》

三、格言

★要么你去驾驭生命，要么生命驾驭你。你的心态决定谁是坐骑，谁是骑师。

——丹麦　克尔凯郭尔

★说得更严肃一些，其实一个人的一切就取决于心态，心态一变，整个世界在你的眼中发生彻底的改变。换个角度看问题，你会觉得世界太美了，多么值得你去创造，你去享受。

——洪昭光

★一个人的情绪低落，疾病就会控制他的躯体。

——法国　巴尔扎克

★心态一票否决权：消极的心态是身体所有器官机能的总开关，并可快速消耗掉你身体的元气和营养，你会以十倍的速度走向疾病和死亡。

——李鸿鹄

★莫把烦恼放心上，免得白了少年头；莫把忧伤放心上，免得未老先丧生。

——英国　狄更斯

★应该笑着面对生活。不管一切如何。

——捷克　伏契克

★一个人顶要紧的是保持精神上的健康，为求自己处在乐观豁达的状态中，其他都是次要的。

——冰心

★能看到每件事情的最好一面，并养成一种习惯，这真是千金不换的珍宝。

——美国　卡耐基

★慈、俭、和、静四字可以延年。

——清·袁开昌

★夫唯不争，所以天下没人能与之争。

——东周·老子

★生活得最有意义的人，并不就是年岁活得最大的人，而是生活得最有感受的人。

——法国　卢梭

★性情的修养，不是为了别人，而是为了自己增强生活能力。

——日本　池田大作

★得其好言，不足喜；得其恶言，不足怒。

——宋·林逋

★伟大的心胸应该表现这样的气概——用笑脸来迎接悲惨的厄运，用百倍的勇气来应对一切的不幸！我们应该具有这样的心胸和勇气。

——鲁迅

★如果人是乐观的，一切都有抵挡，一切都能抵抗，一切都会增强抵抗力。

——瞿秋白

★成功的意义应该是发挥了自己的所长，尽了自己的努力之后，所感到的一种无愧于心的收获之乐，而不是为了虚荣心或金钱。

——英国　罗兰

★如果一个人能用十年的时间，专注于一件事，那么他一定能够成为这方面的专家。

——鲁迅

★我总以为生活的目的即生活的真享受……是一种人生的自然态度。

——林语堂

★十全十美是上天的尺度，而要达到十全十美的这种愿望，则是人类的尺度。

——德国　歌德

★富贵功名皆人世浮荣，惟胸怀浩大，是真正受用。

——清·曾国藩

★往事如烟俱忘却，心底无私天地宽。

——陶铸

★自出洞来无敌手，得饶人处且饶人。

——宋·善棋道人

★人的一生应该为自己而活，应该学着喜欢自己，应该不要太在意别人怎么看我，或者别人怎么想我。其实，别人如何衡量你，全在于你自己如何衡量你自己。

——席慕蓉

★我微笑着走向生活，无论生活以怎样方式回敬我。报我以平坦吗？我是一条欢快奔流的小河，报我以崎岖吗？我是一座大山挺峻巍峨……谁能说人生没有遗憾、没有失落，失落之中只伴随着忧郁，阳光照不到你的生活；只有微笑着走向生活，才发现原来沿途开满了花朵。

——汪国真

★无论在什么时候，永远不要以为自己已经知道了一切。不管别人把你们评价得多么高，但是你们永远要有勇气对自己说："我是个毫无所知的人"。

——苏联　巴甫洛夫

★最好的好人，都是犯过错误的过来人。一个人往往有一点小小的缺点，将来会变得更好。

——英国　莎士比亚

★真正的虚心，是自己毫无成见，思想完全解放，不受任何束缚，对一切采取实事求是的态度，具体分析情况，对于任何方面反映的意见，都要加以考虑，不要听不进去。

——邓拓

★人的知识愈广，人的本身也愈臻完全。

——苏联　高尔基

★过去的事情已经一去不复返，聪明的人是考虑现在和未来，根本无暇去想过去的事。

——英国　培根

★聪明难，糊涂尤难，由聪明转入糊涂更难。放一着，退一步，当下安心，非图后来报也。

——清·郑板桥

★咬定青山不放松，立根原在破岩中。千磨万击还坚劲，任尔东西南北风。

——清·郑板桥

★宠辱不惊，闲看庭前花开花落；去留无意，漫看天外云卷云舒。

——明·洪应明

★当我们大为谦卑的时候，便是我们最近于伟大的时候。

——印度　泰戈尔

★慷慨，尤其是还有谦虚，就会使人赢得好感。

——德国　歌德

★凡事顺其自然，凡事不可强求，但求无愧于心。此生乃如草芥微尘，世事转头也成空。淡然地面对，坦然地度过。

——冰心

★我认为低智、偏执、思想贫乏是最大的邪恶。当然我不想把这个标准推荐给别人，但我认为，聪明、达观、多知的人，比之那样的人更堪信任。

——王小波

★人生是不公平的，习惯地去接受它吧。请记住，永远不要抱怨！

——美国 比尔·盖茨

★爱好虚荣的人，用一件富丽的外衣遮掩着一件丑陋的内衣。

——英国 莎士比亚

★安莫安于知足，危莫危于多言。

——清·金缨

★热不可除，而热恼可除，秋在清凉台上；穷不可除，而穷愁可除，富在安乐窝中。

——清·金缨

★竹杖芒鞋轻胜马，一蓑烟雨任平生。

——宋·苏轼

★开朗的性格，不仅可以使自己经常保持心情的愉快，而且可以感染你周围的人们，使他们也觉得人生充满和谐与光明。

——英国 罗兰

★困难，特别吸引坚强的人，因为只有他在拥抱困难时，才会真正认识自己。

——法国 戴高乐

★无论黑夜怎样悠长，白昼总会到来。

——英国 莎士比亚

★人不能没有欲望，但是，欲望应该是有限的。

——杨乐

★如果你因错过太阳而流泪，那么你也将错过群星了。

——印度 泰戈尔

★才能就是相信自己，相信自己的力量。

——苏联 高尔基

★许多人想得到更多的东西，却把现在拥有的也失去了。

——古希腊　伊索

★能够使我飘浮于人生的泥沼中而不致深陷的，是我的信心。

——意大利　但丁

★自信是成功的第一秘诀。

——美国　爱默生

★从来没有见过持消极态度的人能够取得持续的成功，即使碰运气能取得暂时的成功，那也是昙花一现，转瞬即逝。

——法国　拿破仑

★谁不能主宰自己，谁永远是一个奴隶。想左右天下的人，必先左右自己。

——古希腊　苏格拉底

★一个人失败的最大原因，是对自己的能力缺乏充分的信心，甚至以为自己必将失败无疑。

——美国　富兰克林

★你什么时候放下，什么时候就没有烦恼。

——英国　莎士比亚

★永不抱怨的人生态度才是第一位的。

——马云

★一切本是身外之物！没有什么是自己的，不要妄图去占有，也不要去计较什么。不要妄图改造别人，要时常警醒自己。

——冰心

★希望是附有存在着的，有存在，便有希望；有希望，便是光明。

——鲁迅

★一味追寻极致的完美，往往会造成极度的缺憾。

——周国平

★我觉得越是在血与火的人生中，越是需要幽默与宽容。人生离不开幽默，幽默是死水般的生活里的一抹亮色。

——林语堂

★每个人都有天然的生命，每个人的身体形貌都是独立的，各有各自的精神。

——南怀瑾

★只要人心中有了春气，秋风是不会引人愁思的。

——冰心

★得知，我幸；不得，我命，如此而已。

——徐志摩

★一个人如能让自己经常维持得像孩子一般纯洁的心灵，用乐观的心情做事，用善良的心待人，光明坦白，他的人生一定比别人快乐得多。

——英国 罗兰

★没有感恩就没有真正的美德。

——法国 卢梭

★谁言寸草生，报得三春晖。

——唐·孟郊

★人起码每天听首小歌，读首好诗，看幅好画，如有可能，说几句合情合理的话。

——德国 歌德

★生活需要一颗感恩的心来创造，一颗感恩的心需要生活来滋养。

——王荷

★世间一切乃众缘合和，众力所成，非独一人所能，是故当怀感恩之心。

——慧律法师

★如果你能把快乐告诉一个朋友，你将得到两份快乐。

——英国 培根

★人之心胸，多欲则窄，寡欲则宽。

——清·金缨

★简单淳朴的生活无论在身体上还是精神上，对每个人都是有益的。

——美国　爱因斯坦

★如果做好心理准备，一切准备都已经完成。

——英国　莎士比亚

★自信人生二百年，会当击水三千里。

——毛泽东

★命运女神总是向不把她放在眼里的人大献殷勤。

——匈牙利　约卡伊·莫尔

★应当像把握健康那样把握命运：当它是好运时就享用；当他是厄运时就忍耐，若非极必需，决不做重大改变。

——法国　拉罗什富科

★节俭之中蕴藏着一切美德。

——古罗马　西塞罗

★勤劳是疾病与悲惨最佳的治疗秘方。

——英国　卡莱尔

★我们应当像蜜蜂那样——视勤劳为娱乐。

——德国　歌德

★每一个人都应忘掉一切不愉快。

——法国　巴尔扎克

★我发觉，忧虑的最佳解毒剂是运动。

——美国　艾迪·伊根

★动不动就愤怒，表示幼稚得还无法驾驭自己。

——瑞士　希尔泰

★在嫉妒心理的人来看，没有比他人的不幸更能使他快乐，也没有他人的幸福，更能令他不安。

——西班牙 赛涅卡

★稍些忍耐片刻，是压制恼怒的最好办法。

——古希腊 柏拉图

★忍耐是应付一切烦恼的最好的办法。

——古罗马 普拉图斯

★"忍"字当头，可以征服一切命运。

——英国 培根

★仁者寿，圣人之言也。余尝执此以观天下之人，凡气之温和者寿，质之善良者寿，量之宽宏者寿，貌之厚重者寿，言之简默者寿。温和、慈良、宽洪、厚重、简默皆仁之一端，其寿之长，绝非猛力、残忍，偏狭、轻薄、浅躁者之所能及也。

——吴草庐

★知足者常足，不知足者无足也。常足者福之所赴也，无足者，祸之所钟也。

——晋·葛洪

★金钱、金钱，烦恼根源。

——法国 卢棱

★浮名浮利浓于酒，醉得人心死不醒。

——唐·郑遨

★作为一个人，要是不经历过人世上的悲欢离合，不跟生活打过交手仗，就不可能懂得人生的意义。

——杨朔

★最可怕的敌人，就是没有坚强的信念。

——法国 罗曼·罗兰

★沉沉的黑夜都是白天的前奏。

——郭小川

★人，只要有一种信念，有所追求，什么艰苦都能忍受，什么环境也都能适应。

——丁玲

★把精力集中在有价值的东西上面，把一切对你没有好处和对你不相谊的东西都抛开。

——德国　歌德

★坦途在前，又何必因为一点小障碍而不走路呢？

——鲁迅

★人越是能够将心比心，他就越是真正的人。这个真理不仅是主观价值，而且表现在我们生活每个方面。

——印度　泰戈尔

★人生大病，只是一个"傲"字。

——王守仁

★事随心，心随欲。欲无度者，其心无度。心无度者，则其所为不可知矣。

——《吕氏春秋》

★生活又不是一匹马，不能用鞭子赶着它。

——苏联　高尔基

★克己可以治怒，明理可以治惧。

——宋·程颢

★人要是惧怕痛苦，惧怕各种疾病，惧怕不测的事件，惧怕生命的危险和死亡，他们就什么也不能忍受的……

——法国　卢棱

★人之七情，唯怒难制；制怒之药，忍为妙剂。

——明·来知德

★怒多横言，喜多狂言。

——明·吕坤

★经得起各种诱惑和烦恼的考验，才算达到了最完美的心灵健康。

——英国　培根

★青春不是人生的一段时期，而是心灵的一种状况。

——西班牙　塞涅卡

★所谓青春，就是心灵的年轻。

——日本　松下幸之助

★有些人到了老年才第一次体验自己的青春。

——英国　保罗

★德业常看人胜于我者，则愧耻日增；境遇常看不如我者，则怨尤日寡。

——清·叶玉屏

★莫言名与利，名利是身仇。

——唐·许浑

★心平则物常有余，心贪则物常不足。

——五代·杜光庭

★健康之道，安身养气，不欲喜怒也。人无忧，故自寿也。

——东汉·千吉

★富贵本无穷尽，登一级复有一级在前。随时安分，便是安乐法。

——清·申涵光

★境遇休怨我不如人，不如我者尚众；学问休言我胜于人，胜于我者还多。

——清·李惺

★逍遥心自乐，清净保长生。

——宋·宋太祖

★守分安贫，何等清闲，而好事者偏自寻烦恼；持盈保泰，总须忍让，而持强者乃自取灭亡。

——清·王永彬

★忍之一字，众妙之门，若清俭之外更加一个忍字，何事不可办？

——清·郑观应

★除非在精神上和心理上努力，疾病无法被根除。

——英国 巴哈

★悲、哀、喜、乐，勿令过情，可以延年。

——《寿世保元》

★谦退是保身第一法，安详是处事第一法，涵容是待人第一法，恬淡是养心第一法。

——《格言别录》

★忍耐能使灵魂宁静。无论是谁，假如丧失忍耐，也就丧失灵魂。

——英国 培根

★愤怒像一种炸药，碰到东西就一同毁灭。

——英国 培根

★恼怒在程度和时间上，我们应加以规划和限制，一则不可发怒过甚，再则不可发怒过久。

——英国 培根

★聪明的人不会在那里为他们的损失而悲伤，却很高兴地去找出办法弥补他们的创伤。

——英国 莎士比亚

★一个知足的人，生活才能美满。

——英国 狄更斯

★各人有各人理想的乐园，有自己乐于安享的世界，朝自己所乐于追求的方向去追求，就是你一生的道路，不必抱怨环境，也无须艳羡别人。

——英国 罗兰

★看尽人间兴废，不曾富贵不曾穷。

——宋·陆游

★凡事只要看得淡然，就没有什么可以忧虑的了；只要不因愤怒而夸大事态，就没有什么事情值得生气了。

——西班牙 赛涅卡

★假如生活欺骗了你，不要忧郁，也不要愤慨！不顺心的时候暂且容忍，相信吧，快乐的日子就会到来。

——苏联 普希金

★我对人从来不存坏心眼，不做亏心事，每天都乐呵呵地生活，心情保持愉快，这是健康之道的根本。

——贾兰坡

★习惯的力量是巨大的。

——古罗马 西塞罗

★能克制自己的人是最伟大的胜利者。

——美国 洛克菲勒

★人应该支配习惯，而决不能让习惯支配自己。

——苏联 奥斯特洛夫斯基

★我知道什么是劳动：劳动是世界上一切欢乐和一切美好事情的源泉。

——苏联 高尔基

★对什么事情都不嘀嘀咕咕，心胸开朗，乐观愉快，吃也吃得下，睡也睡得着。有问题则设法解决之，有困难则努力克服之，决不视芝麻绿豆大的窘境如庐山般大，也决不毫无原则随遇而安，决不玩世不恭。

——季羡林

★宽容就像天上的细雨滋润着大地。它赐福于宽容的人，也赐福被宽容的人。

——英国 莎士比亚

★生活中有许多不如意，甚至不合理，也许凭我们个人的力量无法改变，但我们可以改变自己的心情和态度。

——于丹

★怒是猛虎，欲是深渊。

——清·金缨

★人，以精神来指挥生命，精神既能造化一切，又能毁灭一切。

——菀云

★有修养的人不管人家怎样侮辱他总是沉住气，我们对于人家的谩骂，最好的回答就是冷静和忍耐。

——英国　司各特

★顺利时要谨慎，不顺利时要忍耐。

——英国　约翰·雷

★道德日全，不祈善而有福，不求寿而自延，此健康之大旨也。

——唐·孙思邈

★君子贵知足，知足万虑轻。

——元·赵孟頫

★勿把戏言多取笑，常含乐意莫生慎；炎凉变诈都休问，任我逍遥过百春。

——明·龚廷贤

★风雨寻常事，人心何不安。

——宋·邵雍

★不争闲气不贪钱，舍得钱时结得缘。除却钱财烦恼少，无烦无恼即神仙。

——明·冯梦龙

★功名富贵若常在，汉水亦应西北流。

——唐·李白

★蜗牛角上争何事？石火光中寄此身。

——唐·白居易

★世上闲愁千万斛，不教一点上眉端。

——宋·陆游

★一笑不妨闲过日，叹哀忧死却成痴。

——宋·陆游

★人生只为欲字所累，便如知马，听人羁络；为鹰为犬，任人鞭笞。若果一念清明，淡然无欲，天地也不能转动我，神鬼也不能役使我，况一区区事物乎。

——《菜根谭》

★大怒不怒，大喜不喜，可以养心。

——钱琦

★何不用幽默对待惊恐，用欢笑对待灾难，回痛苦以歌声，报悲哀以微笑呢?

——文怀沙

★只要你有一件合理的事情去做，你的生活就会显得特别美好。

——美国 爱因斯坦

★多才惹得多愁，多情便有多忧。

——徐甜斋

★不管怎样的事情，都请安静地享受吧！这是人生。我们要依样地接受人生，勇敢地，大胆地，而且永远笑着。

——法国 卢森堡

★福气来了不享，福气走了别怨。

——西班牙 塞万提斯

★只凭一句赞美的话，我就可以充实地活上两个月。

——美国 马克·吐温

★把痛苦告诉你的知心朋友，痛苦就会减掉一半；把快乐与你的朋友分享，快乐就会一分为二。友谊的作用就这么神奇。

——英国 培根

★人们对于不十分看重的人，要宽容得多。

——法国　罗曼·罗兰

★我们要学会忍受我们不能逃避的东西。

——法国　蒙田

★友谊是人生的调味品，也是人生的止痛药。

——美国　爱迪生

★在人生的道路上能谦让三分，即能天宽地阔，消除一切艰困，解除一切纠葛。

——美国　卡耐基

★友谊是神药，是兴奋剂；友谊是大海中的灯塔，沙漠里的绿洲。

——吴乔

★不以物喜，不以己悲。

——宋·范仲淹

★莫对明月思往事，损君颜色减君年。

——唐·白居易

★为名忙，为利忙，忙里偷闲，喝杯茶去；劳心苦，劳力苦，拿壶酒来。

——宋·苏东坡

★生气等于自杀。

——美国　爱尔马

★人到知足心多惬，人到无求品自高。

——清·纪晓岚

★情躁心粗者，一事无成；心平气和者，百福自集。

——《菜根谭》

★养我浩然之气，不以一得为喜，不以一失为忧。

——东周·孟子

★如果你不能对现在的一切感到满足，那么纵使让你拥有全世界，你也不会幸福。

——西班牙　赛涅卡

★日常生活中，多数不快乐的事情，多半都是由于我们自己情绪消极，和对别人的不信任所引起。假如我们有办法使自己在单调的事物中看出乐趣，在平凡的人群里找出他们可爱和可敬之处，我们自然乐意和别人相处，也自然会使自己觉得前途光明。面对一切纷争攘夺的烦恼，也自己会看得淡了。

——英国　罗兰

★哀莫大于心死，而人死亦次之。

——东周·孔子

★患生于多欲，祸生于多贪。

——《遵生八笺》

★人生最本质的财富，是你自己，你自己就是一座巨大的矿藏，只要开发，就能有无穷的潜力。也只有开发，你的一切才能显现出来，才能熊熊燃烧起来，才能闪出光彩来。

——胡廷楣

★人的乐趣不仅在于达到某一目标的那一刻，而更在于连续不断努力追求之中，在这努力追求的过程中，我们觉得生命有意义，活着有价值。

——英国　罗兰

★劳动可以使身体得到休息，劳动可以使精神得到休息。

——德国　俾斯麦

★请热爱劳动吧，即使不是靠它吃饭，也可为了身体的缘故而爱它，它可以增进身心健康，免除怠惰之果。

——美国　佩斯

★一个人如果每年根治一种恶习，那么他用不了多久就成为一个十全十美的人。

——美国　托马斯

★习惯创造的奇迹多么惊人呀！习惯的养成又是多么的快和容易呀——无论是那些无关紧要的习惯，还是使我们起根本变化的习惯，都是一样。

——美国　马克·吐温

★二十年治一"怒"字，尚未消磨得尽，以是知克己最难。

——清·王豫

★除了神之外，谁能够永远悠悠一生，没有痛苦。

——古希腊　埃斯序罗斯

★人生是由各种不同的变故，循环不已的痛苦和欢乐组成的。

——法国　巴尔扎克

★医治无情苦难的唯一良药是欢笑！谁要是为苦难而惆怅，那他就可以说是被苦难制服或吞噬了。

——德国　李卜克内西

★古今多少事，都付笑谈中。

——《三国演义》

★世界上的事情最好一笑了之，不必用眼泪去冲洗。

——印度　泰戈尔

★心随境转则不自在，心能转境则无处不自在。

——星云大师

★勤劳一日，可得一夜安眠；勤劳一生，可得幸福长眠。

——意大利　达·芬奇

★躲进小楼成一统，管它春夏与秋冬。

——鲁迅

★不问收获，只管耕耘，镇静地一步一步地向下做去，不把时间浪费在无益的焦虑上，而把时间放在切实的工作上。

——英国 罗兰

★人类所犯的最大错误就是拿健康来换取其他身外之物。

——德国 叔本华

★当鸟翼系上了黄金就再也飞不远了，从某种意义上说，人生是愈得愈少，愈舍愈多。

——印度 泰戈尔

★身安不如心安，心宽强如屋宽。

——清·石天基

★在希望中欢乐，在患难中忍耐。

——美国 肯尼迪

★人生气的生理反应十分强烈，分泌物比任何情绪都复杂，都更具毒性。因此，动辄生气的人很难健康，更难长寿，很多人其实都是气死的。

——美国 爱尔马

★心若改变，你的态度跟着改变；态度改变，你的习惯跟着改变；习惯改变，你的性格跟着改变；性格改变，你的命运跟着改变。

——美国 马斯洛

★恐惧对人的伤害比疾病更严重。

——英国 乔赫伯特

★我只有一次生命，而且它又相当短，我为什么在自己最不想做的事情上浪费我的生命呢？

——兰代斯

★最幸福的人似乎是那些无特别原因而快乐的人，他们仅仅因为快乐而快乐。

——英国 威廉姆·拉尔夫·莫奇

★我之所以高兴，是因为我心中的明灯没有熄灭。道路虽然艰难，但我却不停地去求索我生命中细小的快乐。如果门太矮，我会弯下腰去；如果我可以挪开前进道路上的绊脚石，我就会去动手挪开；如果石头太重，我可以换条道走。我每天的生活中都可以找到高兴事儿，信仰使我能够以一种快乐的心态面对事物。

——德国　歌德夫人

★情绪可以直接操控你的生理和行为，并间接操控你的命运，情绪可以作为工具来使用的。因此，只能由我们来左右情绪，而不是由情绪来左右我们。

——宇歌

★拼命去取得成功，但不要期望一定会成功。

——法拉第

★这个世界总是充满美好的事物，然后能看到这些美好事物的人，事实上少之又少。

——罗丹

★人生最大的快乐，不在于有什么，而在于追求什么的过程。

——班廷

★人人都有着惊人的潜力，要相信你自己的力量与青春。要不断地告诉自己："万事在我。"

——纪德

★要有自信，然后全力以赴——假如具有这种观念，任何事情十有八九能成功。

——威尔逊

★昨天是张过期的支票，明天是张信用卡，只有今天才是现金，要善加利用。

——凯·里昂

★人生至善，就是对生活乐观，对工作愉快，对事业兴奋。

——布兰登

★学会以简单的方式生活，不要让复杂的思想破坏生活的甜美。

——弥尔顿

★要生活啊，信我的话，别等待明天，就在今天采摘生命的玫瑰吧。

——龙沙

★年轻，不是人生旅途中的一段时光，也不是红颜，朱唇和轻快的脚步，它是心灵的一种状态，是头脑中的一个意念，是理性思维中的创造潜力，是情感活动中的一股勃勃生机，是使人生春意盎然的源泉。

——德国　塞缪尔·尤尔曼

★乐观是希望的明灯，它指引着你从危险的峡谷步向坦途，使你得到新的生命新的希望，支持着你的理想永不泯灭。

——英国　达尔文

★你是否快乐或痛苦，不完全取决于你得到什么，更多的在于你用心去感受到了什么。

——亨利·霍夫曼

★从来就没有什么救世主，也不靠神仙皇帝，要创造人类幸福，只有依靠人类自己。

——《国际歌》

★你明白，人的一生，既不如人们想象得那么好，也不是那么坏。

——法国　莫泊桑

★冬天已经来了，春天还会远吗?

——英国　雪莱

★人之一生，不可能什么东西都能得到，总有可惜的事情，总有放弃的东西。不会放弃，就会变得极端贪婪，结果什么东西都得不到。

——法国　杜拉斯

★只要你不计较得失，人生还有什么不能想法子克服？

——美国　海明威

★既然太阳上也有黑点，"人世间的事情就更不可能没有缺陷。"

——俄罗斯　车尔尼雪夫斯基

★当紫罗兰被脚踩扁了的时候，却把芳香留在那脚跟上。

——美国　马克·吐温

★世界上最宽阔的东西是海洋，比海洋更宽阔的是天空，比天空更宽阔的是人的胸怀。

——法国　雨果

★我们必须有恒心，尤其要有自信力！我们必须相信我们的天赋是要用来作某种事情的，无论代价多么大，这种事情必须做到。

——法国　居里夫人

★保持一生健康的真正方法是延长青春心。

——英国　科斯林

★毫不奇怪，我们所有的人都或多或少乐于跟平庸者打交道，因为那会使我们心安理得；使我们产生一种与自己相同的人交往的舒适感觉。

——德国　歌德

★不会宽容别人的人，是不配受别人宽容的，但是谁能说自己是不需要宽容的呢？

——俄罗斯　屠格涅夫

★凡是无法改变的就忍受，凡是无法拯救的就庄严地放弃。

——德国　席勒

★人生是一串由无数小烦恼组成的念珠，乐观的人是笑着数完这串念珠的。

——法国　大仲马

★一个人年轻的时候年轻，固然是福，可是把自己的青春保持到进

027

入坟墓为止，那就更加的百倍有福。

——俄国　契诃夫

★世上有多少个人，就有多少条生活的道路。

——俄国　索尔仁尼琴

★命运的力量只有不幸的人才承认，幸运的人把成功全归功于自己的智虑和长处。

——英国　斯威夫特

★享受悠闲的生活决不需要金钱。有钱的阶级不会真正领略悠闲生活的乐趣。

——林语堂

★生命是美好的，一切物质是美好的，智慧是美好的，爱是美好的。

——法国　杜伽尔

★感恩是精神上的一种宝藏。

——英国　洛克

★在寒冷中颤抖过的人倍觉太阳的温暖，经历过各种人生烦恼的人，才懂得生命的珍贵。

——英格兰　怀特曼

★克服自己消极的，钻牛角尖的扭曲的思想方式，便能增加效率，提高自尊心。

——德国　柏恩斯

★包容是什么？它是人性的特点，就让我们原谅彼此自身的愚蠢吧！

——法国　伏尔泰

★一个人如果态度正确，便没有什么能够阻拦他实现自己的目标；如果态度错误，就没什么能够帮助他了。

——美国　托马斯·杰斐逊

★只要持续地努力，不懈地奋斗，就没有征服不了的东西。

——罗马　塞内加

★如果你对周围的任何事物感到不舒服，那是你的感受造成的，并非事物本身如此。借着感受的调整，可在任何时刻都振奋起来。

——奥雷柳斯

★你认为自己是什么样的人，就将成为什么样的人。

——俄国 安东·契科夫

★信心是命运的主宰。

——美国 海伦·凯勒

★美，到处都有。对于我们的眼睛，不是缺少美，而是缺少发现。

——罗丹

★在一切创造物中间没有比人的心灵更美，更好的东西。

——德国 海涅

★我从来不觉得做人是非常艰难的，我常常觉得只要顺其自然就行了。

——法国 萨特

★乌云后面，依然是灿烂的晴天。

——美国 朗费罗

★乐观主义者总是想自己实现了目标的情景。

——罗马 西尼加

★我们的烦恼和痛苦都不是事物的本身，而是因为我们加在这些事情上面的看法。

——奥地利 阿德勒

★宽容和受宽容所带来的难以言喻的快乐，是连神明都为之羡慕的极大乐事。

——哈伯德

★反省是一面镜子，能将我们的错误清清楚楚地照出来，使我们有改正的机会。

——德国 海涅

★构成我们学习最大的障碍的是已知的东西，而不是未知的东西。

——贝尔纳

★世界上有这么多可爱之处，为什么只盯着阴沟里的污水呢？任何伟大的艺术品，音乐和文学作品中都可能有瑕疵，但是我只欣赏其中的魅力和奇妙之处不是更好吗？

——帕拉马汉萨·尤格南达

★生活，就是面对现实欢笑，就是越过障碍，注视将来。

——法国 雨果

★切忌浮夸铺张。尤其说得过分，不如说得不全。

——俄国 列夫·托尔斯泰

★明知不可而为了你的干劲，可能会加速走向油尽灯枯的境地，努力挑战极限固然是令人激奋的经验，但适度的休息绝不可少，否则迟早会崩溃。

——迈可·汉默

★感恩即是灵魂上的健康。

——德国 尼采

★野心勃勃会使你树立高不可攀的目标。对目标的追求要量力而行，着眼于自己的努力，而不要一心只想结果。

——阿里·基夫

★也许人就是这样，有了东西不知道欣赏，没有的东西又一味追求。

——美国 海伦·凯勒

★当你被欲望控制时，你是渺小的；当你被热情激发时，你是伟大的。

——法国 罗曼·罗兰

★人生如同故事，重要的并不在有多长，而是在有多好。

——罗马 塞涅卡

★人生的目标有二：先是获得你想要的；然后是享受你所获得的。只有明智的人才能做到第二点。

★当你发现自己属于大多数这边的时候，都该停下来反思一下。

——美国　马克·吐温

★静则神藏，躁则神亡。

——金·刘完素

★神太用则劳，其藏在心，静以养之。

——金·刘完素

★心静则安，心动则躁。延年不老，心静而已。

——清·周振武

★心劳则百病生，心静则万邪息。

——明·龚信

★清虚清泰，少私寡欲。旷然无忧虑，寂然无思虑。

——晋·嵇康

★青藤攀附树枝，爬上了寒松顶；白云疏淡洁白，出没于天空之中。世间万物本来清闲，只是人们自己在喧闹忙碌。

——慧忠禅师

★不管怎样的事情，都请安静地享受吧！这是人生。我们要依样地接受人生，勇敢地、大胆地，而且永远笑着。

——卢森堡

★修养的花儿在寂静中开过去了，成功地果子便在光明里结实。

——冰心

★人生不可一日无喜神。

——明·洪自成

★我始屏药囊，治病以清静。

——宋·陆游

★静坐少私寡欲，冥心养气存神，此是健康要诀。

——《伊真人传》

★静默是表示快乐的最好方法。

—— 英国　莎士比亚

★所谓的幸福生活，必然是指安静的生活，原因是只有在安静的气氛中，才能产生真正的人生乐趣。

—— 罗素

★精神不运则愚。

—— 清·魏裔介

★常沉静则含蓄义理深，而应事有力。故厚重，静定，宽缓乃进德之基，亦为老人养寿之要。

—— 明·高谦

★故心静可以固元气，万病不生，百岁可活。

—— 明·高谦

★人心能静，虽万变纷纭，亦澄然无事。不静则燕居闲暇，亦憧憬靡宁。静在心，不在境。

—— 明·钱琦

★"静"字可以益寿。

——《养心延命录》

★人能常自惩罚劝，则能自静，古曰：心为严师。

—— 明·万全

★养静为摄生首务……养静所以养阴，正为动时挥运之用。

—— 清·曹廷栋

★少视听，寡言笑，俱足宁心养神，即却病良方也。

—— 清·曹廷栋

★静之义有二：一则身不过劳，一则身不轻动。

—— 清·张英

★人欲寿者，乃当爱气尊神重精也。

——东汉·千吉

★得神者昌，失神者亡。

——《黄帝内经》

★人之神，入则藏于心，出则见于目。故心安则神安，目动则心动，心动则神动。

——宋·曾慥

★神静则心和，心和则形全；神躁则心荡，心荡则形伤。

——宋·张君房

★俭于视，可以养神；俭于言，可以养气。

——宋·曾慥

★但能虚心绝虑，保气养精，不为外境爱欲所牵，恬静以养神气，则长生之道毕矣。

——明·王文禄

★治身，太上养神，其次养形。

——《女子·下德》

★人生之中，只有此心，便是一身之主。所谓视、听、言、动者，此心也。故心常清静则神安，神安则七神皆安。以此健康则寿，殁世不殁。

——明·万全

★精、气、神，健康家谓之三宝。

——清·汪绮

★心不挠者神不疲，神不疲则气不乱，气不乱则身泰寿延矣。

——宋·蒲虔贯

★心动则神疲。

——明·陈继儒

★心静则神安，心动则神疲。神疲四肢之主，能少思虑，省嗜欲，扫除杂念，湛然不侵，则神自全，神全则身安，身安则寿永，是乃修身之大要也。

——明·龚居中

★慎情志，可以保心神。

——明·张介宾

★欲延生者，心神宜恬静而无躁扰。

——清·陈文圃

★躁胜寒，静胜热，清静为天下正。

——《老子》

★人生而静，天之性也。

——西汉·刘安

★健康之道贵在养神，养神之要贵在养德。

——唐·孙思邈

★圣人之心静乎！天地之鉴也，万物之镜也。

——东周·庄子

★一个人不应当将他的心境的宁静寄托在外界的事物上，应当尽可能地把缰绳握在自己手里。

——美国　爱默生

★我追求的不是休息，而是静寂。

——德国　罗铁

★最好的心情是宁静。

——洪昭光

★悠闲的生活始终需要一个怡静的内心，乐天旷达的观念和尽情欣赏大自然的胸怀。

——林语堂

★我生活中有一片荒漠和寂静。那是一片旷野，我忙碌的日子在那里获得了光线和空气。

——印度　泰戈尔

★散步者，散而不拘是谓，且行且立，且立且行，须得一种闲暇如此之态……散步所以养神。

——清·曹廷栋

★静而后能定，定而后能安，安而后能虑，虑而后能得。

——《大学》

★水静犹明，而况精神。

——东周·庄子

★静以养神，动以炼形，能动能静可以健康。

——南朝·陶弘景

★有一种方法可以获得恬静。我认为，这种方法不仅对我，而且对所有的人，都是行之有效的。这个方法是：临窗遥望繁星。

——美国　爱默生

★静中静非真静，动处静得来，才是性天之真境。

——明·洪应明

★君子健康，莫善于静。静如止水，静如明镜，水止乃澄，镜明斯应。能明则诚，知止而定。

——清·尤侗

★神虽有精气化生，但统权精气而运用之者，又在吾心之神。

——东汉·张景岳

★神者精也，保精则神明，神明可长生。

——南朝·陶弘景

★气乃神之祖，精乃气之子。气者，精神之根蒂也，大矣者！积气以成精，积精以全神，

——《脾胃论》

★血气者，人之神，不可不谨养。

——《黄帝内经》

★夫物芸芸，各复归其根，归根曰静，静曰复命，复命曰常，知常曰明。

——东周·老子

★必静必清，无劳尔形，无摇尔精，乃可以长生也。

——东周·庄子

★五心养神法：心态平和、心情快乐、心胸开阔、心地善良、心灵纯净。

——《黄帝内经》

★志闲而少欲，心安而不惧，以恬愉为务，以自得为功。

——《黄帝内经》

★主身者神，养神者精，益精者气，资气者食。

——宋·陈直

★聚精在于养气，养气在于有神。神之于气，犹母之子也。故神凝则气聚，神散则气消。

——《摄生三要》

★夫人只知道养形，不知养神。不知爱神，只知爱身。殊不知形者载人之车也，神去人即死，车败即马奔，自然之理也。

——《中国文化精华全集》

★心乱则百病生，心静则万邪息。

——明·龚信

★人之身如国，神如君，君良则国治；气如民，民聚则国强；精如财，财蓄则国富。

——清·徐文弼

★寡思虑所以养神，寡嗜欲所以养精，寡言语所以养气，知乎此可以健康。是故形者，生之器也；心者形之主也；神者心之会也。神静而心和，心和而神全。恬静养神，则自安于内；清虚洒心，则不诱于外；神静心清，则形无所累矣。

——清·康熙帝

★静时因戒动，动而不妄动，亦静也。

——清·曹廷栋

★每天安静地坐十五分钟，倾听你的气息，感觉你自己，并且试着什么都不想。

——艾瑞克·佛洛姆

★夫静者，静其性也。

——清·金缨

★夫君子之行，静以养身，俭以养德，非淡泊无以明志，非宁静无以致远。

——三国·诸葛亮

★自静其心延寿命，无求于物长精神。

——唐·白居易

★健康之法，以养心为主。心不病则神不病，神不病则人不病。

——明·瞿祐

★书中自有黄金屋，书中自有颜如玉。

——宋·宋真宗

★读书是至乐的。

——林语堂

★读过一本好书，像交了一个益友，时间过得越长，也就越深厚。

——藏客家

★读书，永远不恨其晚，晚比永远不读强。

——梁石秋

★读书要用批判眼光，要取其精华，去其糟粕。

——邓拓

★富有真理的书是万能的钥匙，什么幸福的门都可以打开。

——吴伯箫

★家有余粮鸡犬饱，户多书籍子孙贤。

——《水浒传》

★看书的目的是把书变成我所有。

——谢觉哉

★贫者以书而富，富者因书而贵。

——宋·王安石

★书，能保持我们的童心；书，能保持我们的青春。

——严文井

★书，什么不给你呢？足不出户，而卧游千山万水；素不相识，可以促膝谈心。

——吴伯箫

★书的功能不是一吃即灵的特效药。书是雨露，阳光，和好的空气，它给人带来的益处是悄悄来临的。

——迟子建

★书以陶性情，诗以养静观。

——郭沫若

★一个人可以无师自通，却不可无书自通。

——闻一多

★一个人，如果他不知道学习的重要，他永远不会变得聪明。

——毛泽东

★读书不费精神，且能长精神。凡言费精神者，皆不善于学者也。

——陆世仪

★读书——对于一个有文化教养的人来说，确实是种高尚的享受。

——苏联 高尔基

★读书大有好处！好处大得很呢！您读了书，会立刻觉得您的眼界大不相同。

——俄国 契科夫

★阅读，是一种高尚的心智锻炼。

——美国 棱罗

★多读书则气清，气清则神正，神正则吉祥出焉，读书少则身暇，身暇则邪间，邪间则过恶作焉，忧患及之。

——明·吴鳞微

★读书不独变人气质，且能养人精神，益理义收摄故也。

——明·陈继儒

★要长寿，读书花月随前后。

——明·胡文焕

★读书悦心，山林逸兴，可以延年。

——明·龚廷贤

★学以养心，亦所以养身。盖杂念不起，则灵府清明，血气平和，疾莫之樱，善端则油然而生，是内外交相养也。

——清·爱新觉罗·玄烨

★读书可以养性，亦可以养身，只要功夫有恒，不在迫促也。

——《左宗棠家书》

★问长生久视之道，则告以清心寡欲为要。

——明·陶宗仪

★固精以养气，固气以养神。

——《健康秘录》

★上品上药，神与气精。精能生气，气能生神，则精气又生神之本也。保精以裕气，裕气以养神，此长生之要方。

——明·陈继儒

★心静则神悦，神悦则福生

——《遵生八笺》

★静者寿，躁者夭。

——《养心延命录》

★一忍可以支百勇，一静可以制百动。

——《心术论》

★性静情逸，心动神疲。

——《千字文》

★少思虑以养其神。

——《类修要诀》

★神太用则竭，形大劳则敝。

——《册府元龟》

★静而日充者以壮，躁而日耗者以劳。

——《淮南子》

★恬淡虚无，真气从之，精神内守，病安从来。

——《素问·上古天真论》

★形静而心和，心和而形全；神躁而心荡，心荡则形伤。

——北齐·刘昼

★静以安身，和以保神，精以致真。

——唐·吴筠

★静漠恬淡，所以养性也。

——西汉·刘安

★夫神者生之本，本者生之真，大用则神劳，大劳则神疲也。

——宋·姚称

★神清志平，百节安宁，养性之本也。

——西汉·刘安

★在诸多的好事中，我发觉清静的生活是最充实的。

——英国　约翰·雷

★没有野心，内心就会平静。

——英国 爱·杨格

★令人作文神去，作事神去，好色神去，凡动静运用纷纭，神无不去。

——《健康肤语》

★人生，阴阳也；阴阳，动静也。动静合一，气血和畅，百病不生，乃得尽其天年。

——《内功图说》

★静者，养动之根，动者所以行其静。

——宋·朱熹

★动而不离乎静之存，静而皆备其动之理，敦诚不息，则化不可测。

——《张子正蒙注·诚明篇》

★天下之万理，出于一动一静。

——《类经附翼·医易》

★人只有自己才能给自己带来平静。

——美国 爱默生

★重为轻根，静为躁君。

——《道德经》

★人生之精气如油，神如火，火太旺则油易干，神太用则精气易竭。

——《医述》

★静处乾坤大，闲中日月长。

——宋·邵雍

★静中与世不相关，草木无情亦自闲。

——宋·饶节

★心如潭水静无风，一坐数千息。

——宋·陆游

★气静形安乐，心闲神太平。

——宋·邵雍

★情忧不在多，一夕能伤神。

——唐·孟郊

★诚知老去唯其静，自笑闲中亦有忙。

——宋·李昉

★晚年唯好静，万事不关心。

——唐·王维

★有人问我期颐法，一味胸中爱坦夷。

——宋·龚明之

注：期颐：指百岁。坦夷：指心中平静。

★神躁于中，而形丧于外，犹君昏于上，国乱于下也。

——《健康论》

★人之动，以静为主。神以静舍，心以静充，志以静宁，虑以静明。其静有道，得己则静，逐物则动。

——宋·苏轼

★天主正，地主平，人主安静。

——《管子·内业》

★不为外物所动之谓静，不为外物所实之谓虚。

——《格言别录》

★夫静者，静其性也。性能虚静，尘念不生，则真气自动。非心动，是气之动也。气机自然发动，则当以静以应之。

——清·柳华阴

★圣人爱精神而贵处静。

——《韩非子·解志》

★有事无事，常若无心；处静处喧，其志唯一。

——宋·曾慥

★动静不失其时，其道光明。

——《宜良》

★和心，少念，静虑，失去乱神犯性之事。

——南梁·陶弘景

★世事劳心非富贵，人间实事是欢娱。

——唐·白居易

★当欢须且欢，过后买也难。

——唐·王建

★要做快活人，切莫寻烦恼；烦恼与快活，都是自家讨。

——清·石成金

★凡人之生也，必以其欢。

——《管子·内业》

★乐易者常长寿，忧险者常夭折。

——《荀子·荣辱》

★天下之乐无穷，而以适意为悦。

——宋·苏辙

★休道黄金贵，安乐最值钱。

——元·关汉卿

★清闲自是神仙福，不是神仙不得闲。

——宋·姜特立

★人心不可一日无喜神。

——明·洪自诚

★人要笑，人要笑，笑笑就能开怀抱，笑笑疾病渐除消，笑笑衰老成年少。

——清·金成

★安乐寿命长。

——《射阳先生存稿》

★人生无苦乐，适意即为美。

——宋·司马光

★乐人之乐，人亦乐其乐；忧人之忧，人亦忧其忧。

——唐·白居易

★天下之福，莫大于无欲；天下之祸，莫大于不知足。

——晋·傅玄

★万事随缘安乐法，莫求好处一边行。

——宋·姜特立

★人生贵无求，乐善而知足。

——宋·释怀深

★若是忧虑就应抱希望，人生最大的幸福经常是希望、希望。

——德国　谢林

★人人必死无疑，干吗不快快活活呢?

——德国　尼采

★善于自得其乐的人则不会嫉妒他人。

——日本　加藤谛三

★微笑，它不花费什么，但却创造了许多成果。

——美国　卡耐基

★笑是一种原地踏步的运动，能使人延年益寿。

——美国　威廉·弗赖依

★健康本身是欢乐与满足的源泉。

——澳大利亚　彼得·波特

★最大的美是快乐，最大的恶是痛苦。

——古希腊　伊壁鸠鲁

★没有什么比健康更快乐的了，当然人们在患病之前并不觉得那是最大的快乐。

——古希腊　柏拉图

★衷心的快乐，实在是有效的良药。

—— 杨贤江

★从自己的健康考虑，不应当放弃开怀大笑的任何机会。

—— 法国　亨利·吕班斯坦

★人类有求生的本能，快乐是求生的唯一途径。

—— 王统照

★快乐是从艰苦中来。只有经过劳作，经过奋斗得来的快乐，才是真快乐。

—— 谢觉哉

★能够像风一样吹开人的忧伤的，不是海，却是陆地上人自己创造的生活的欢乐，劳动的愉快。

—— 何其芳

★长久的欢乐使人年轻，就是最短的欢笑，也会给你增添勇气。

—— 柯蓝

★要想从别人那里得到快乐，就必须先给别人快乐。

—— 英国　詹·汤姆逊

★快乐发于内心，它不是一件外在的事情。

—— 英国　西比尔·F·巴崔基

★最大的快乐，就是能摆脱任何外部事物的羁绊。

—— 英国　托马斯·威尔逊

★生活的快乐与否，完全取决于一个人对人，对事，对物的看法。因为生活是由人的思想和行为造成的。

—— 莫敏·林白

★一个人的快乐在于脚踏实地地工作。

—— 英国　奥勒留

★快乐也好，和善也好，消耗得越多，得到的也就越多。

—— 美国　爱默生

★愚蠢的人愿意长久活着而并不享受生活的快乐。

——古希腊　德谟克里特

★世界上最难学懂的科学就是知道如何享乐此生，知道如何顺应自然。

——法国　蒙田

★我们务必全力抓紧去享受生活的乐趣，消逝的岁月将我们恋栈的欢乐逐一夺走。

——法国　蒙田

★生活就是一面镜子，你笑，它也笑；你哭，它也哭。

——英国　萨克雷

★真正的快乐是内在的，它只有在人类的心灵里才能发现。

——布雷默

★一个人要是不懂得快乐之道，才是真正的失败。

——琳·迪翁

★心情愉快是肉体和精神的最佳卫生法。

——法国　乔治桑

★幸福维系于人的精神，精神的好坏又和健康息息相关。

——德国　康德

★如愿便是满足，满足便是幸福。

——梁实秋

★果实要成熟了以后才会香甜，幸福也是一样。

——席慕蓉

★勇敢的人不是怨天尤人，消极地熬过困难去等待幸福，而是积极克服困难去追求，创造幸福。

——魏琼

★想不付出任何代价而得到幸福，那是神话。

——徐特立

★真正的幸福，双目难见。真正的幸福存在于不可见事物之中。

——杨格

★心中坦然，精神愉快，是长寿的最好药方。

——英国　培根

★牙齿痛的人希望世界上有一种人最快乐，那就是牙齿不痛的人。

——英国　萧伯纳

★心里最好常保持快乐，如此就能防止百病，延长寿命。

——英国　莎士比亚

★乐观的人永生不老。

——英国　亨特

★快乐是最强的补品。

——英国　赫·斯宾塞

★人生的幸福只有在身体健康和精神安宁的基础上才能建立起来。

——英国　欧之

★笑是最便宜的灵丹妙药，是一种万能药。

——德国　罗素

★喜悦，节制和平静把医生拒之门外。

——德国　罗高

★我们要自己寻找快乐，创造快乐。这也是聪明的人，会生活的人的一种能力。

——美国　巴斯克里

★快乐是生命的唯一意义，没有快乐的地方，人类的生活会变得疯狂而可怜。

——美国　桑塔亚那

★保持快乐，你就会干得好，就更成功，更健康，对别人就更仁慈。

——美国　马克斯威尔·马尔兹

★一切和谐与平衡，健康与健美，成功与幸福，都是由乐观与希望的向上心理产生与造成的。

——美国　华盛顿

★乐观在你自己，不是别人给予你的，快乐的基础在于自信与知足。

——德国　费歇尔

★快乐的方法有五：一是读一首美丽的诗篇，听一曲美妙的音乐；

二是为别人做一件好事；

三是使家庭保持整洁美观，并井然有序；

四是注意健康之道，保持健康，充满活力；

五是培养一种你一向深感兴趣的嗜好。

——美国　卡耐基

★不是一切快乐，只是正直高尚的快乐才能构成幸福。

——英国　托马斯·莫尔

★心情愉快，也是一件穿到社交界去的最好的礼服。

——英国　萨克雷

★享受快乐必须以能保持健康为限度。

——荷兰　斯宾诺莎

★快乐的秘诀是：让你的兴趣尽可能地扩张，让你对人对物的反应尽可能出自善意而不是恶意的兴趣。

——英国　罗素

★真正的快乐并非来自财富或赞誉，而是来自于做了一些值得做的事情。

——英国　格伦费尔

★不羡慕别人，这是我所知道的唯一快乐或保持快乐的方法。

——英国　拜伦

★人的才能就在于使生活快乐，在于用灿烂的色彩使他生活的阴暗环境明亮起来。

——西班牙 伊巴涅斯

★我们的思想处于愉悦时刻的一种心理状态，就是快乐。

——美国 约翰·A·辛德勒

★不要小题大做，不要让生命中的小白蚁——微不足道的小事情束缚了你的手脚并摧毁了你的快乐。

——美国 卡耐基

★心灵应该习惯于在自由中来吸取快乐。

——古希腊 德谟克里特

★最有意义的欢乐，莫过于给别人带来快乐。

——法国 拉布吕耶尔

★享受自己正在做与已经做好的事情的人是快乐的。

——德国 歌德

★真正的快乐，是对生活乐观，对工作的喜爱，对事业的兴奋。

——美国 爱因斯坦

★没有幸福生活，美德就不可能存在；同样，没有美德，幸福生活也无从谈起。

——古罗马 西塞罗

★所谓内心的快乐，是一个人过着健全的、正常的、和谐的生活所感到的快乐。

——法国 罗曼·罗兰

★对于平凡的人来说，平凡就是幸福。

——德国 尼采

★使人幸福的是德行而非金钱。

——德国 贝多芬

★幸福的首要条件是健康。

——美国 柯蒂斯

★人生最甜蜜的感觉，不完全产生在幸福的时候，有时恰恰是在痛苦的煎熬中获得的。

——周玉明

★我学习工作，也学习享乐，我的生命就是漫长愉快的假日，充满工作，充满享乐。

——美国 约翰·洛克菲勒

★人生最大的快乐，是自己的劳动得到成果。

——谢觉哉

★何为人之至乐？莫若身无病，心无忧。

——宋·苏东坡

★忙着实现个人目标，才能得到真正的快乐。

—— 英国 莫·考柏

★人只有在忙的时候，才觉得快乐。

——德国 马克吐温

★在所有的一切财富中，最可贵的是一个人的自由，他能只做他所做得到的事，只做他心爱的事，这样的人最快乐。

——法国 卢棱

★快乐不在于事情，而在于我们自己。

——美国 瓦格纳

★所有的人都以快乐幸福作为他们的目的，没有例外。

——帕斯卡

★哈哈一笑，烦恼全消。

——华君武

★百折不"恼"，一笑了之。

——程思远

★生活，在笑声中会更美，人在笑声中才能健康长寿。

——臧克家

★一个人顶要紧的是保持精神上的健康，为求自己处在乐观豁达的健康是至上的快乐，可以说，是一切快乐的根本。

——英国　托马斯·莫尔

★我的幸福十分之九是建立在健康基础上的，健康就是一切。

——德国　叔本华

★人生的真谛在于享受淳朴的生活，尤其是家庭生活的欢乐和社会诸关系的和睦。

——林语堂

★共享快乐，比共受患难，应该是更正常的友谊中的趣味。

——梁实秋

★谁不知足，谁就不会幸福，即便他是世界的主宰也不例外。

——古希腊　伊壁鸠鲁

★幸福在于自给自足之中。

——古希腊　亚里士多德

★人找到生活的意义才是幸福的。

——苏联　邦达列夫

★德行和智慧是人生的真正幸福。

——古希腊　柏拉图

★有研究的兴味的人是幸福的！能够通过研究使自己的精神摆脱妄念，并使自己摆脱虚荣心的人更加幸福。

——法国　拉美特利

★希望存在于一个人真正的工作中。

——古罗马　奥里略

★幸福在于趣味，而不在于事物。我们幸福在于我们拥有自己的所爱，而不在于我们拥有他人觉得可爱的东西。

——法国　拉罗什富科

★获得幸福的秘诀，并不在为追求快乐而竭尽全力，而是在竭尽全力之中寻到快乐。

——法国　纪德

★幸福的最大障碍就是期待过多的幸福。

——法国　丰特奈尔

★幸福没有明天，也没有昨天，它不怀念过去，也不向往未来，它只有现在。

——俄国　屠格涅夫

★做好事的乐趣乃是人生唯一可靠的幸福。

——俄国　列夫·托尔斯泰

★爱好学习，就能把无聊的时刻变成喜悦的时刻。

——法国　孟德斯鸠

★阅读的最大理由是想摆脱平庸，早一天读多一份人生的精彩；迟一天就多一天平庸的困扰。

——余秋雨

★别忘记，读书是取得多方面知识的最重要手段。

——俄罗斯　赫尔岑

★不读书的家庭，就是精神上残缺的家庭。

——俄罗斯　巴甫连柯

★不读书的人，不光人要变得浅薄，也将会被社会前进步伐所抛弃。

——日本　池田大作

★不去读书就没有真正的教养，同时也不可能有什么鉴别力。

——俄罗斯　赫尔岑

★不喜欢读书进修的人，常会自满于现状，觉得再没有什么事情需要学习，于是他们不进则退。

——英国　罗兰

★读书，这个我们可以习以为常的平凡过程，实际上是人们心灵和上下古今一切民族的伟大智慧相结合的过程。

——苏联　高尔基

★读书——对于一个有文化教养的人，是一种高尚的享受……书籍应该使我们这些劳碌终生的人感到慰藉。

——苏联　高尔基

★读书对于我来说是驱散生活中不愉快的最好手段。没有一种苦恼是读书所不能驱散的。

——法国　孟德斯鸠

★读书给人以乐趣，给人以光彩，给人以才干。

——英国　培根

★读书时不可存心诘难作者，不可尽信书上所言……而应推敲细思。

——英国　培根

★读书使人心明眼亮。

——法国　伏尔泰

★读书愈多，精神愈健壮而勇敢。

——苏联　高尔基

★读书足以怡情，足以增长才干。

——英国　培根

★读一本好书，就如和许多高尚的人谈话。

——德国　歌德

★各种蠢事，在每天阅读书的影响下，仿佛在火上一样，渐渐融化。

——法国　雨果

★好的书籍是最贵重的珍宝。

——俄罗斯　别林斯基

★没有书籍的房子，就像没有灵魂的躯体。

——古罗马　西塞罗

★人离开了书，如同离开空气一样不能生活。

——苏联　科洛廖夫

★生活里没有书籍，就好像没有阳光；智慧里没有书籍，就好像鸟没有翅膀。

——英国　莎士比亚

★书——人类发出的最美妙的声音。

——英国　卡莱尔

★书籍——当代真正的大学。

——英国　卡莱尔

★书籍使我变成不易为种种病毒所传染的人。

——苏联　高尔基

★书籍是人类进步的阶梯，终生的伴侣，最诚挚的朋友。

——苏联　高尔基

★书籍是最好的朋友，当生活中遇到任何困难的时候，你都可以向它求助，它永远不会背弃你。

——德国　歌德

★我从未知道过有什么苦恼是不能为一小时的读书所排遣的。

——法国　孟德斯鸠

★我身上一切优秀的品质都要归功于书籍。

——苏联　高尔基

★喜欢读书，就等于把生活中寂寞的时光换成巨大享受的时刻。

——法国　孟德斯鸠

★养成阅读的习惯等于为自己筑起一个避难所，几乎可以避免生命中所有的灾难。

——英国　毛姆

★精读一本书如同一本万利，使你立于不败之地。

——日本　池田大作

★有些书只需浅尝，另一些可以吞咽，只有少数的书需要仔细咀嚼，慢慢消化。

——英国　培根

★书籍是幼年人的导师，是老年人的护士。在沉寂的时候，书籍使我们欢娱，远离一切痛苦。

——英国　柯里叶尔

★最珍惜书籍的人本身就是最聪明的人。

——美国　爱默生

★幸福是存在于心灵的平和及满足中的。

——德国　叔本华

★一切人类努力的伟大目标在于获得幸福。

——英国　休谟

★人类一切努力的目的在于获得幸福。

——英国　欧文

★不论在哪里，自己的幸福要靠自己去创造，去寻觅。

——英国　哥尔斯密

★一切幸福并非没有烦恼，而一切逆境也绝非没有希望。

——英国　培根

★幸福越与人分享，它的价值越增加。

——日本　森林城一

★人是自己幸福的工匠。

——美国　棱罗

★幸福绝不是别人赐予的，而是一点一滴在自己生命中筑造起来的。人生中既有狂风暴雨，也有漫天大雪。只要在你心里的天空中，经常有一轮希望的太阳，幸福之光便会永远照耀你。

——日本　池田大作

★钱并不等于幸福，幸福的宝塔并不是用钱堆起来的，人生真正的幸福和欢乐浸透在亲密无间的家庭关系中。

——科威特　纳素夫

★使时间充实就是幸福。

——美国　爱默生

★有德则乐，乐则能久。（久：长寿）

——《左传》

★损人取乐不会有真正的欢乐，在正当的欢娱中，诚实者自得其乐。

——英国　弗莱彻

★美德只赐予给那些对它有信心的人们快乐和幸福，而不赐予给对它抱严谨怀疑态度的高尚人士。

——德国　尼采

★啊！有修养的人多快乐！甚至别人觉得是牺牲和痛苦的事，他也感到满意、快乐；他们的心随时都在欢跃，他有说不尽的快乐。

——俄国　车尔尼雪夫斯基

★建筑在别人痛苦上的幸福不是真正的幸福。

——苏联　阿·巴巴耶娃

★各人有各人理想的乐园，有自己所乐于安享的世界，朝自己乐于追求的方向去追求，就是你一生的道路，不必抱怨环境，也无须艳羡别人。

——英国　罗兰

★开朗的性格不仅可以使自己经常保持心情的愉快，而且可以感染你周围的人们，使他们也觉得人生充满了和谐与光明。

——英国　罗兰

★寻求快乐的一个很好的途径是不要期望他人的感恩，付出是一种享受施与的快乐。

——美国　卡耐基

★一个人的特色就是他存在的价值，不要勉强自己去学别人，而要发挥自己的特长。这样不但自己觉得快乐，对社会人群也更容易有真正的贡献。

——英国 罗兰

★一个人如能让自己经常维持像孩子一般纯洁的心灵，用乐观的心情做事，用善良的心肠待人，光明坦白，他的人生一定比别人快乐得多。

——英国 罗兰

★健康之道，只要不思声色，不思胜负，不思得失，不思荣辱，心无烦恼，形无劳倦，而兼之以导引，助之以服饵，未有不长生者也。

——明·万全

★富贵不能强求，知足才能常乐。

——波斯·萨迪

★人世就是这样，受衰老和死折磨，所以，智者懂得人世的规则，不再悲伤。

——《经集》

★饥寒痛痒，此我独觉，虽父母不知觉也；衰老病死，此我独当，虽妻子不能代也；自爱自全之道，不自留心，将谁赖哉。

——《经集》

★不求是贵，少病是寿，够用是富，无欲是福，感激是喜。

——许倬云

★幼者和长者，愚者和智者，所有的人都受死神控制，所有的人的归宿都是死亡。

——《经集》

★凡能抵御一切艰难困苦的，才是身体的最好健康；凡是抵御最大诱惑和干扰的，才是心灵的最好健康。

——英国 培根

★贪心好比一个套结，把人的心越套越紧，结果把理智闭塞了。

—— 法国　巴尔扎克

★贪婪的人虽然富有天下，也难满足；知足的人只消一块面饼，便可充饥。

—— 波斯·萨迪

★贪得者身富而心贫，知足者身贫而心富。居高者形逸而神劳，处下者形劳而神逸。孰得孰失，孰幻孰真，达人自当辨之。

——《菜根谭》

★福善之门莫美于和睦，患咎之首莫大于内离。

—— 汉·班固

★唯和气热心之人，其福亦厚，其泽亦长。

—— 明·洪应明

★欲利之心不除，其身之忧也。

——《韩非子·解志》

★我没有特别的健康之道，最重要的是做人要宽宏大量，豁达乐观，宠辱不惊，这样，自然就会随遇而安，心旷神怡了。

—— 刘海粟

★不贪故无忧，不积故无失。

—— 唐·司马承祯

★无功之赏，不义之富，祸之门也。

——《晏子春秋》

★世间万事不能全，随时都要善了却；能清闲一日便受用一日；古人所谓"心若无事即长生也"。

——《最乐篇》

★富者能忍保家，贫者能忍免辱。父子能忍慈孝，兄弟能忍义笃。朋友能忍情长，夫妇能忍和睦。

——《久忍歌》

★一刹那间便一生，何须恩怨苦分明？老来自笑犹闲气，洞邃人生抱不平。

——《读史》

★大德必得其位，必得其禄，必得其名，必得其寿。

——《礼记·中庸》

★平易恬淡则忧患不能入，邪气不能袭，故其得全而神不亏。

——《庄子·刻意》

★德，福之基也。

——《庄子·天地》

★勤行求道德，可获极长乐，寿乐无有极。

——《无量寿经》

★道德日全，不祈善而有福，不求寿而自延，此健康大旨也。

——唐·孙思邈

★祸莫大于纵己之欲；恶莫大于言人之非。人非贤莫交；物非义莫取；念非善莫行，事非善莫说。

——明·高谦

★养德尤健康之第一要也。

——明·吕坤

★盖能养德者未有不能健康，能健康者不至于丧德，所养不同，而理则相通。

——清·沈子复

★略带三分挫，兼存一线痴；微聋与暂哑，均是养寿资。

——清·李渔

★俭约不贪，则可延寿；奢侈追求，受尽则终。

——明·龙遵叙

★老氏以俭为宝，不止财用当俭而已，一切事常思节啬之义，方有余地。俭于饮食，可以养脾胃；俭于嗜欲，可以聚精神；俭于言语，可以养气息；俭于交友，可以择友寡过；俭于酬酢，可以养身息劳；俭于夜坐，可以安神舒体；俭于饮酒，可以清心养德；俭于思虑，可以蠲烦去忧。凡是省得一分，即受一分之益。

——清·张英

★从来名利地位，皆起是非心。

——唐·于武陵

★世间到处有危机，知足方为贵。

——明·冯唯故

★人生在世，竟忙了一生，闹了一生，苦恼了一生，干弄了一生，又空过了一生，临了落得些什么，殊觉可笑。

——《延寿药言》

★谦退是保身第一法，安详是处世第一法，涵容是待人第一法，恬淡是养心第一法。

——《别言格录》

★人应当经常保持一种怀有希望、愉快、明朗、朝气蓬勃的精神状态。

——英国 培根

★有修养的人不管人家怎样侮辱他总是沉住气；我们对人家的谩骂最好的回答是冷静和沉耐。没有欢乐的人生岂不等于没有油的油灯。

——英国 司格特

★妒忌心强的人以恨人开始，以害己告终。

——英国 唯维

★名家容易引起别人的嫉妒，这和鲜果易招苍蝇一样。

——英国 斯威夫特

★我宽恕你，你更原谅我，这是千古不变的道理。

——英国　威·布莱布

★对错了的事，我将尽力挽回；对无法挽回的，我将尽力忍耐。

——美国　瓦茨

★有谦和、愉快、礼貌、诚恳的态度，而同时又加上忍耐精神的人，是非常幸运的。

——古罗马　幸尼加

★凡事不能只看表面，要有凭有据才能作准，为人处世，这是头一条金科玉律。

——英国　狄更斯

★柔软是立身之本，刚强是惹祸之胎。

——清·施耐庵

★势不可使尽，福不可享尽，便宜不可占尽，聪明不可用尽。

——明·冯梦龙

★聪明才智不在于知识渊博，我们不可能什么都知道，聪明才智不在于尽量地多知道，而在于知道最必要的东西，知道哪些东西不甚需要，哪些东西根本不需要。

——俄罗斯　列夫·托尔斯泰

★聪明人并不会一味追求快乐，而是竭力避免不愉快。

——古希腊　亚里士多德

★聪明的人特点有三：一是劝别人做的事自己去做。
二是决不去做违背自然界的事。三是容忍周围人们的弱点。

——俄罗斯　列夫·托尔斯泰

★聪明人看到别人的毛病，就把自己的毛病改过来了。

——意大利　普卜利西尔

★你聪明外露。祈祷上帝让你纠正这种错误吧。

——英国 查尔斯·兰姆

★只要存心感激，就是受恩再多也不算亏欠。

——英国 弥尔顿

★你要别人怎样待你，你就先怎样待别人。

——美国 卡耐基

★礼貌是最容易做到的事，也是最珍贵的东西。

——俄国 冈察洛夫

★礼貌是聪明的事，无礼是愚蠢的事，若非因必要或任性的无礼以致树敌，犹如在自己的家中纵火一样。

——德国 叔本华

★心无所贪，何必奉承？心无邪念，何必恐惧

——日本 武田信玄

★同一句格言，从年轻人的口中说出来时，总是没有那种饱经风霜的成年人的智慧中所具有的意义和广袤性。

——德国 里格尔

★习惯是很难打破的，谁也不能把它从窗户里抛出，只能一步一步地哄着它从楼梯上走下来。

——美国 马克·吐温

★习惯要靠习惯来征服。

——美国 托马斯

★不管你知道多少金玉良言，不管你具备多少好的条件，机会降临时，你若不具体地运用，就不会有进步。自己要有好的构想，而不贡献出来，人生就不会改善。

——英国 威廉·詹姆斯

★人们若是一心一意地去做某件事情，总是会碰到偶然的机会。

——法国 巴尔扎克

★善于等待的人，一切都会及时到来。

——法国　巴尔扎克

★利益和需要是所有社交的根本。

——法国　爱尔维修

★如果你要把什么都弄个水落石出，就会毁掉你生活中最好的东西。

——瑞典　特特村堡

★对所有的人以诚相待；同多数人和睦相处；和少数人经常来往；只跟一个人亲密无间；决不和任何人为敌。

——美国　富兰克林

★和一些与自己志趣相同的人交往，真可以使人受益不浅。

——印度　泰戈尔

★告诉我你经常和什么人来往，我就能说出你是什么样的人。

——西班牙　塞万提斯

★即使开始时怀有敌意的人，只要自己抱着真实和诚意去接触，就一定能换来好意。

——日本　池田大作

★聪明的人都明白这样一个真理：帮助自己的唯一办法就是去帮助别人。

——美国　埃·哈伯德

★施惠于人，不要放在心上；受惠于人，则要铭记不忘。

——瑞士　凯勒

★友谊不但能使人走出暴风骤雨的感情世界，进入和风细雨的春天，而且能使人摆脱黑暗混乱的胡思乱想，而进入光明与理性的思考。

——英国　培根

★友谊的一大奇特作用是：如果你把快乐告诉一个朋友，你将得到两个快乐；而如果你把忧愁向一个朋友倾吐，你将被分掉一半忧愁。

——英国　培根

★处世之道，贵在礼尚往来。如果你想获得友谊，你必须为你的朋友效力。

——美国　爱默生

★得放手时且放手，得饶人处且饶人。

——元·关汉卿

★既然我们都是凡人，就不如将友谊保持在适度的水平，不要对彼此的精神生活介入太深。

——古希腊　欧里庇德斯

★一生中交上一个挚友，也就可以称得分外有福了。

——英国　莎士比亚

★我们一切事业只趋向于二个目的，即为了自己的生活安乐和在众人中得到尊重。

——法国　卢棱

★人际关系最重要的，莫过于真诚，而且要出自内心的真诚。真诚在社会上是无往不利的一把剑，走到哪里都应该带着它。

——三毛

★闪光的东西，并不都是金子；动听的语言，并不都是好话。

——英国　莎士比亚

★越是有人责备我，我就越坚强——造谣和诽谤对我是补药。

——印度　泰戈尔

★谁成了那一行的尖子，谁就能走运。因此，不管哪一行，我只要成了尖子，就一定会走运，机会自然会到来，而机会一来，我凭着本领就能一帆风顺。

——法国　卢棱

★尽可多地创造快乐去填满时间，哪可活活缚着时间来陪着快乐。

——闻一多

★明日复明日，明日何其多？日日待明日，万事皆蹉跎。世人皆被明日累，明日无穷老将至。

——明·文嘉

★千日行善，善犹不足；一日行恶，恶自有余。

——《西游记》

★人有二耳双目，只有一舌，因此应多听多看少说话。

——古希腊 苏格拉底

★我觉得坦途在前，人又何必因为一点小障碍而不走路呢？

——鲁迅

★人的一生，总是难免有浮沉。不会永远旭日东升，也不会永远痛苦潦倒。反复地一浮一沉，对于一个人来说，正如磨炼。因此，浮在上面的，不必骄傲；沉在底下的，更用不着悲观。必须以率直、谦虚的态度，乐观进取，向前迈进。

——日本 松下幸之助

★天空虽有乌云，但乌云的上面，永远会有太阳在照耀。

——日本 三浦绫子

★一个不是对我们有所求的朋友，才是真正的朋友。

——英国 哈伯特

★需要向他做太多解释的朋友，还是绝交的好。

——李敖

★礼貌是儿童与青年应该养成习惯的第一件大事。

——英国 洛克

★人性中最本质的愿望，就是希望得到赞扬。

——美国 威廉·詹姆斯

★赞扬总是令人愉快的，让那些重视它的人给予他或得到它吧。

——法国 蒙田

★对流言蜚语，最好的谴责就是不加理睬。

——西班牙 格拉西安

★如果你不想要别人说出你的秘密，你自己就必须不说出。

——古罗马 塞内加

★如果你能从别人的角度多想想，你就不难找到处理问题的办法，因为你和别人的思想沟通了，有了彼此理解的基础。

——美国 卡耐基

★人生从来不像想象中那么好，也不像想象中那么坏。

——法国 莫迫桑

★我现在的一分钟是经历了过去无数亿分钟才出现的。世上再没有比这一分钟和现在更好。

——美国 惠特曼

★任何一个家庭都会有摩擦，人生之路从不平坦。

——科威特 纳素夫

★人生的真正幸福和欢乐，浸透在亲密无间的家庭关系中。

——科威特 纳素夫

★没有了家庭，在广大的宇宙间，人会冷得发抖。

——法国 莫罗阿

★每个家庭都蕴藏着一种内在的，特殊的烦恼。

——法国 莫罗阿

★治理一个家庭比统治一个王国更艰难。

——法国 蒙田

★各种动物都有本能，人的本能是家庭观念。

——法国 巴尔扎克

★幸福的家庭都是相似的，不幸的家庭各有各的不幸。

——俄国　列夫·托尔斯泰

★能在自己的家庭中寻求到安宁的人是最幸福的人。

——德国　歌德

★婚姻是一座必须每天进行修缮的大厦，通过把大厦建立在积极的因素上，我们便能为长期幸福与成功的婚姻创造结实的基础。

——美国　安德烈·莫若依斯

★香港人，"宁可怕老婆，不要怕政府。"因为在法治社会里，老婆不讲法，政府是讲法的。

——金庸

★一个人的孤单并不可怕，最可怕的是有了伴侣之后的那份孤单。伴侣糟糕，你却不能离开他，那是最孤单的。

——张小娴

★在人生中，妻子是青年时代情人，中年时代的伴侣，暮年时代的守护。

——英国　培根

★不如意的婚姻好比是座地狱，一辈子鸡争鹅斗，不得安生，相反地选到了一个称心如意的配偶，就能百年和谐，幸福无穷。

——英国　莎士比亚

★家庭和睦是人生最快乐的事。

——德国　歌德

★婚姻没有十全十美的，但是它的不完美并不意味着我们唯一的出路是走开并放弃它。我一直对离婚及其对孩子的影响非常抵触，因此我选择在自己的婚姻中不止一次的忍气吞声。

——《希拉里传》

★百世修来同船渡，千世修来共枕眠。

——《增广贤文》

★结发为夫妻，恩爱二不疑。

——汉·苏武

★两情若是长久时，又岂在朝朝暮暮。

——宋·秦观

★谁有贤妻，谁就幸福！他的寿命就加一倍。

——德国　歌德

★没有把丈夫拴在自己裙边更坏的事情了。

——俄国　索菲娅·托尔斯泰

★男人最珍贵的财产是有一个柔情妻子。

——古希腊　欧里庇德斯

★夫妻生活难得一帆风顺，既有胜利的喜悦，也会有失败的苦恼，顺境和逆境兼而有之，希望和失望交相产生。

——科威特　纳索夫

★妇女不仅需要一个和她相好的同床人，她首先需要一个朋友，一个伴侣，一个她可以与之商量一些事情的丈夫。

——德国　彼得系

★夫妇之争是没有胜者的，只能两败俱伤。

——日本　石川达三

★有什么样的丈夫就有什么样的妻子，你的妻子似水井，你在水井中可以照出自己。

——苏联　苏霍姆斯基

★读书静坐，养气凝神，延年却病，无过此者……

——《左宗棠家书》

★读书能令人心旷神怡，聪明强固，盖义理悦心之效也。

——《左宗棠家书》

★节饮食，简思虑，读书自乐延年，娱我足也。

——《左宗棠家书》

★读书可以增长道心，为颐养第一事也。

——清·张英

★体气多病，得名人文集读之，亦足以养病。

——清·李鸿章

★书中自有妙药。

——秦牧

★唯书有真乐，意味久犹在。

——宋·韩驹

★多读书达观古今，可以免扰。

——明·吴麟徽

★学医者当博览群书，不得拘守一家之言。

——清·陆以湉

★有缘千里来相会，无缘对面不相逢。

——清·施耐庵

★婚姻大事，固然应该慎重，但认真说来，多少总有点冒险的意味。因此，在选择的时候，心要细，在决定的时候，胆却不要太小。

——罗兰

★婚姻成功的秘诀存在于"顺从"和"忠诚"两个词中。

——法国 巴尔扎克

★如果感情确实已经消失或已经被新的热烈的爱情所排挤，那就会使离婚无论对于双方或对于社会都成为幸事。

——德国 恩格斯

★婚姻的幸福并不完全建筑在显赫的身份和财产上，却建筑在互相崇敬上。这种幸福的本质是谦逊和朴实的。

——法国 巴尔扎克

★只有视而不见的妻子和充耳不闻的丈夫才能有美满的婚姻。

——法国 蒙田

★在幸福的婚姻中，每个人应尊重对方的兴趣与爱好。

——法国　莫洛阿

★结婚前眼睛要睁圆，结婚后眼睛要半睁。

——美国　富兰克林

★没有冲突的婚姻，几乎与没有政潮的政府同样不可想象。

——法国　莫洛阿

★门当户对的婚姻最美满，低贱的人不可高攀富贵，谁先认识到这一真谛并用语言表露出来，谁便是明智的。

——古希腊　埃斯库罗斯

★婚姻，任何情况下的婚姻的失败，对一个家庭来说，其影响都是灭顶的灾难。

——科威特·纳素夫

★对同床共枕的人，永远应该推心置腹，这是使婚姻美满的基本条件。

——美国　奎恩

★婚姻就像买奖券，可是你如果没有中奖，却也不能把它撕掉！

——美国　诺尔斯

★凡是尽量不浪漫地、愚蠢地称自己的婚姻是爱情的婚姻，才往往是最幸福的婚姻。

——英国　狄更斯

★男女之间不存在，也不可能有存在友谊，所谓男女之间的友谊，不外是爱情的开端或残余，或者就是爱情本身。

——俄国　冈察洛夫

★什么是爱情？两个灵魂，一个身体；什么是友谊？两个身体，一个灵魂。

——英国　约瑟夫

★在爱情和友谊之中，别忘了彼此要相当相称。

——俄国 克雷洛夫

★真正的爱情已够难得，真正的友谊更属罕见。

—— 法国 拉罗什富科

★如果我们婚姻之后仍然能保持爱情的甜蜜，我们在地上也等于进入了天堂。

—— 法国 卢棱

★世界上没有一个地方比自己的家更舒适，无论那个家是多么简陋，多么寒碜。

—— 梁实秋

★一个美好的家庭，乃是一切幸福和力量的源泉。

—— 冰心

★相互谅解是家庭生活运转的滋滑油。

—— 萧乾

★在家中享受幸福是一切抱负的最终目的。

—— 英国 约翰逊

★人类生活的真正幸福，只有通过美好的家庭生活才能得到。

——《家庭宪章》

★人类并不知道"现在"的价值极高，也不知道生存的意义，却渴望未来舒适的日子，并用过去的日子胡闹似的粉饰着各种状况。

—— 德国 歌德

★虚荣心很难说是一种恶行，可是一切恶行都围绕虚荣心而生，都不过是满足虚荣心的手段。

—— 法国 柏格森

★虚荣是灾祸的根源。

—— 古希腊 伊索

★君子淡如水，岁久情愈真；小人口如密，转眼如仇人。

——《逊志斋集》

★承认自己也许会弄错，就能避免争论，而且可以使对方跟你一样宽宏大度，承认他也可能有错。

——美国 卡耐基

★打动人心的最高明办法，是跟他谈论他最珍贵的事物。

——美国 卡耐基

★好脾气是一个人在社交中所能穿着的最佳服饰。

——德国 都德

★逢人只说三分话，未可全抛一片心。

——明·冯梦龙

★如果你是对的，就要试着温和地、技巧地让对方同意你；如果你错了，就要迅速而热诚地承认。这要比为自己争辩有效和有趣得多。

——美国 卡耐基

★社交的秘诀，并不在于讳言真实，而是在讲真话的同时也不激怒对方。

——日本 狄原塑太郎

★处世之道，贵在礼尚往来。

——美国 爱默生

★对于处世接物，凡能忍辱负重，审慎考虑的人，往往易于达到希望的目的，操最后的胜算；反之，急躁冒进，急于求成的人，没有不失败不后悔的。

——《一千零一夜》

★最聪明的处世术是蔑视社会的旧习，而且过着与社会习俗不矛盾的生活。

——日本 芥川龙之介

★人事关系在社会上是一种资本，若要它经久，就不得不节制使用。

　　　　　　　　　　　　　　——俄罗斯　列夫·托尔斯泰

★对别人诉说自己，这是一种天性，因此，要认真对待别人向你诉说他自己的事，这是一种教养。

　　　　　　　　　　　　　　　　　　——德国　歌德。

★人而无信，不知其可也。

　　　　　　　　　　　　　　　　　——东周·孔丘

★彬彬有礼，这是最受欢迎的虚伪。

　　　　　　　　　　　　　　　　　——美国　毕尔斯

★希望本身就是一种幸福，而且说不定是这个世界上所能提供的最主要的幸福。

　　　　　　　　　　　　　——英国　塞缪尔·约翰逊

★无论什么时候，没有必要就不要用话语去刺别人，哪怕是很轻微。

　　　　　　　　　　——俄罗斯　尤·特里丰诺夫

★待人要谦和有礼，保持适度的距离，别人会对你有敬意。

　　　　　　　　　　　　　　　　　——罗兰。

★天地悠悠，过客匆匆，潮起又潮落；恩恩怨怨，生死白头，几人能看透。

　　　　　　　　　　　　　——《潇洒走一回》

★劝君莫做亏心事，古今往来放过谁。

　　　　　　　　　　　　　　——《名贤集》

★世间到处有危机，知足方为贵。

　　　　　　　　　　　　　　——明·冯唯敏

★从来名利地位，皆是是非心。

　　　　　　　　　　　　　——唐·于武陵

★知足天地宽，贪得宇宙隘。

　　　　　　　　　　　　　——清·陈遇夫

★小事情上傻一点。该健忘的就健忘，该粗心的就粗心，该弄不清楚的就弄不清楚，过去的事就过去了。

——王蒙

★物质享受是有限的，而精神上的享受才是无限的。

——常香玉

★你还记得一年前的忧虑吗？他们后来的发展如何？你不是浪费了许多无谓的精力在上面吗？大多数的烦恼后来都没事了吗？

——美国　卡耐基

★舒适的享受一旦成为习惯，便使人几乎感觉不到乐趣，而变成了人的真正需要，于是得不到这些享受时的痛苦比得到这些享受时的快乐要大得多，而且有了这些享受不见得幸福，失掉了这些享受却真感到苦恼了。

——法国　卢梭

★倾听是我们抚爱别人的最好方式，最有效的倾听是把全部注意力集中在谈话者身上。

——美国　詹姆斯

★尘世的称颂是一阵风，一时吹到东，一时吹到西；改变了方向，就改变了名称。

——意大利　但丁

★礼貌像只气垫；里面可能什么也没有，但是却能奇妙地减少颠簸。

——美国　约翰逊

★人见利不见害，鱼见食而不见钩。

——清·李汝珍

★大丈夫当容人，不可为人容；当制欲，不可为欲制。

——明·高谦

★太露锋芒招人嫉妒，前途必有暗礁。不如收敛些，无人防你，成功反而快些。

—— 罗兰

★忽略健康的人就是等于在与自己生命开玩笑。

—— 陶行知

★年轻人有的是健康，因而他们就浪费健康。到了健康宝贵的时候，那犹如已经把钱失掉了的败家子，是已经失掉了健康。

—— 郭沫若

★有规律的生活，原是健康与长寿的秘诀。

—— 法国　巴尔扎克

★健康不是一切，但没有健康就没有一切。自我保健，是明天健康的方向。

—— 吴阶平

★君子有三戒：少之时，血气未定，戒之在色；及其壮也，血气方刚，戒之在斗；及其老也，血气衰，戒之在得。

—— 东周·孔子

★妨碍休息和极少的睡眠是直接自杀。

—— 徐特立

★常把小病生，不必撞丧钟。

—— 捷克　聂姆佐娃。

★不相信医生是不对的，但迷信药物也是不对的。

—— 周谷城

★世有愚者，读方三年，便谓天下无病可治；及治病三年，乃知天下无方可用。

—— 唐·孙思邈

★我认为，有了毛病可以同医生商量，但不宜一有小毛病就找医生开药吃。我从来不迷信补药，而且一生不吃补药。

—— 周谷城

★与其救疾于有疾之后，不若摄养于无病之先；盖疾成而后药者，徒劳而已。

——元·朱丹溪

★至于药饵，往往招徕真气之药少，攻伐和气之药多。故善服药者，不如善保养。

——宋·陈直

★正视疾病，勇于忍受的人，将变得更坚强、壮大。

——瑞士 希尔泰

★心宽不知愁，老伴常伴走，是非少开口，遇事切莫吼；三餐莫食够，饭后百步走，小孙常逗逗，睡前甩甩手。

——吴西

★人在身强力壮的青少年时代养成的不良嗜欲，将来到了晚年是要一并结算总账的。

——英国 培根

★谁想要寿命和钱财两旺，请您从今天开始即早睡早起。

——英国 拜伦

★享受着天伦之乐的父亲母亲们，就连无子无女的天使也在羡慕你们。

——英国 拜伦

★能从自己孩子身上得到幸福的人才真正幸福。

——英国 托·富勒

★学会在照顾你身体的同时，也照顾好你的心灵，认识到情绪引起的生理反应（反之亦然）是事情的一半。

——俄罗斯 彼得·米迦莫尔

★白发是荣耀的冠冕。

——《旧约全书》

★我们必须调整我们的生活形态，使黄金时代藏在未来的老年里，而不藏在过去的青春和天真的时期里。

—— 林语堂

★使老年人充满活力的真正途径是永葆思想上的青春。

—— 英国 莫·柯林斯

★晚年并不是凋敝和衰老，它也是内部新生命的成熟和勃发。

—— 英国 麦克唐纳

★酒虽说是百药之长，但万病都是起源于酒。

—— 日本 吉田兼好

★不乱离不知太平之难，不疾病不知无病之福。

—— 魏源

★对疾病最有效的预防是道德上的预防——节制。

—— 英国 罗·赫里克

★食疗比药疗高明。尤其是自古以来每一百个医生中总有九十八个是庸医和骗子。

—— 法国 伏尔泰

★人与人之间的友爱就是病人的灵丹妙药。

—— 科威特 纳素夫

★我欣赏病后的康复疗养。有了它，生一场病才是值得的。

—— 爱尔兰 萧伯纳

★只有医道高明的医生才懂得何时不开处方。

—— 西班牙 格拉西安

★起居时，饮食节，寒暑适，则身利而寿命益。

—— 东周·管仲

★专心于健康的事越少，变为不健康的倾向的危险就越大。

—— 英国 狄更斯

★呵，健康！健康！富人的幸福！穷人的财富！人间少了你，便无喜悦而言。有谁能高价将你买去。

——英国　本·琼森

★大夫不能治病，只能帮助有理性的人避免得病而已。人们倘若正规地生活、正当地饮食，就不会有病。

——爱尔兰　萧伯纳

★对一个内在健全的人而言，疾病甚至可以作为生命的有利刺激品，作为生命旺盛的刺激品。

——德国　尼采

★疾病不仅仅在于身体的故障，还往往在于心的故障。

——美国　爱迪生

★疾病往往是有益的。

——法国　罗曼·罗兰

★节制和劳动是人的两位名副其实的医生。

——法国　卢棱

★人对生理卫生的认识，也是一种最好的保健药品。

——英国　培根

★脑袋有了疾病，身体各部都有疾病。

——西班牙　塞万提斯

★人世间最好的医生是：节制饮食，心平气和以及心情愉快。

——英国　斯威夫特

★什么事情也不做，有时是很好的治疗法。

——古罗马　希波克拉底

★心灵上的疾病比肌体上的疾病更危险更经常。

——古罗马　西塞罗

★我将生病视为人生一大乐趣，只要病不是生得太重，而在复原之前又并非必须去工作。

—— 英国　勃特勒

★健康不是身体状况，而是精神状况的问题。

—— 美国　艾默生

★别喝酒，别用烟草来刺激心脏，你就能和齐齐安（一个活到九十九岁的老人）那样长寿。

—— 苏联　巴普洛夫

★富时不俭贫时悔，健时不养病时悔。

—— 清·冯羲晴

★上医治未病之病，中医治欲病之病，下医医已病之病。

—— 唐·孙思邈

★却病之法，惟治未病为上。能清心寡欲，慎起居，节饮食，则病不自萌，而龄可延矣。

—— 明·孙志宏

★病从口入，祸从色败，子若戒除，命同天在。

—— 明·龙遵叙

★吾谓病未至而防之则易，病已至而治之则难。

—— 明·龙遵叙

★慎风寒，节饮食，是从吾身上却病法；寡嗜欲，戒烦恼，是从吾心上却病法。

—— 清·金缨

★仙人曰：罪莫大于淫，祸莫大于贪，咎莫大于馋。此三者，祸之车，小则危身，大则危家，若要延年少病者戒。

—— 南朝·陶弘景

★古云："三分医治，七分调养。"

——《黄帝内经》

★病伤尤可疗，药伤最难医。

——明·李中梓

★药为治病而设，非健康之物也。

——清·王士雄

★无情之草木，不能治有情之病，以难治之人，难治之病，须凭三寸不烂之舌。

——清·赵晴初

★年轻人的谴责是老年人保健的必要组成部分，大大有益于血液循环。

——英国　洛根·皮尔索尔·史密斯

★所有的老人都比孩子更眷恋生活，都比年轻人更舍不得摆脱。

——法国　卢棱

★死不是死者的不幸，而是生者的不幸。

——日本　伊壁鸠鲁

★六十小弟弟，七十不稀奇，八十多来兮，九十一大批，百岁开外好样的。

——荣高棠

★不倚老不言老不服老不怕老老当益壮；有朝气有正气有志气有骨气气贯长虹。

——张文华

★人生百年不足奇，早起早睡健身心，少停多动添活力，乐观开朗有裨益。

——高德江

★世有老少年，也有少年老，不落时代后，年老才可宝。

——徐特立

★死生，天地之常理，畏者不可以敬免，贪者不可以敬得也。

——宋·欧阳修

★一个老年人如果能有广泛的兴趣，学会关心他人，使自己的生活汇入到整个世界的生活中去。他就会像一滴水归入大海，慢慢地忘记了自己的存在，最终，也不会再有对死的恐惧。

——英国 罗素

★懦夫在他未死之前，已身历多次死的恐怖了。

——英国 桑塔亚那

★妄服药祸，悔将何及。

——元·罗天益

★轻易服药，是以生命为儿戏。

——徐特立

★养老之要，身无妄听，口无妄言，生无妄动，心无妄念，此有益于老人也。

——唐·孙思邈

★健康之道，只要不思声色，不思胜负，不思得失，不思荣辱，心无烦恼，形无劳倦，而兼以引，助之以服饵，未有不长生者也。

——《万民家传健康四要》

★与衰老做斗争，并不是要针对某一位已经衰老的老人，要他返老还童，一定要使河水事物称意，衣服适体，即是健康之妙药。

——清·曹廷栋

★生活有规律，饮食有节制，健身能持久，这是我的长寿经验。

——巴金

★饮食有节，起居有常，不妄劳作，精神内守，病安从来，此为保养之正宗。

——明·李梴

★老年人要想健康长寿，除了注意营养，饮食有度和不嗜烟酒，还必须做到两点：一是多活动，二是要乐观。

——韩素英

★富贵催人生白发，布衣蔬食易长年。

——英国 莎士比亚

★父母心底的快乐是不外露的，他们的烦恼和忧惧也是如此。

——英国 培根

★老年人像青年时一样高高兴兴吧！青年，好比百灵鸟，有它的晨歌；老年，好比夜莺，应该有它的夜曲。

——德国 康德

★生死本是一条线上的东西。生是奋斗，死是休息。生是活跃，死是睡眠。

——郭沫若

★有生者必有死，有始者必有终，自然之道也。

——汉·杨雄

★老人须老伴，旧事可重论。古今不同调，后生难于言。

——宋·姜特立

★老年就是人生的秋天。即使是秋天，也有它迷人的地方，有它的优越性。

——苏联 阿·利哈诺夫

★懂得如何迈入晚年是智慧杰作，同时也是人生这一大艺术中最难谱写的篇章。

——瑞士 阿米尔

★大事业的成熟不是靠筋肉，速度或灵巧，而是靠思想人格或判断；在这几点上，老年人不但不比别人差，而且比别人好。

——古罗马 西塞罗

★智慧是老年的精髓。

——美国 爱默生

★老年的最大悲哀不是身体的衰弱，而是心灵的冷漠。

——法国　莫罗亚

★如果人们懂得如何安度晚年，那么晚年的生活就将充满快乐和幸福。

——古罗马　塞涅卡

★老人的荒唐无忌与儿童天真坦率同样美妙可爱。

——法国　莫罗亚

★要相信生命的力量。如果说皱纹终将会刻在我们的额头上，那么，我们能做的，就是想方设法不让皱纹刻在我们的心上。

——俄国　列夫·托尔斯泰

★人越老，人世之事则看得越轻。

——德国　叔本华

★问题不在一个人是否永葆青春，永远健康幸福，而在于他在老年人一般所具有的各种不利条件下，怎样才能度过漫长的一生。

——英国　斯威夫特

★老骥伏枥，志在千里；烈士暮年，壮心不已。

——三国·曹操

★桑榆晚景休闲少，日落红霞尚满天。

——清·袁牧

★劝君莫恼鬓毛斑，鬓到斑时也自难。

——清·袁牧

★四时可爱惟春日，一事能狂便少年。

——王国维

★秋风弃扇知安命，小炷留灯悟健康。

——宋·陆游

四、成语

乐天知命

（健康启迪）乐天知命大智慧，心态平衡能长寿。

（近义成语）知足常乐　安分守己　安分守常　随遇而安
　　　　　　乐贫甘贱　安时处顺　安贫若素　安分知足

顺其自然

（健康启迪）顺其自然事健康，遵循天道不妄为。

（近义成语）顺应天时　顺时而动　顺天应命　水到渠成
　　　　　　无为自化　清静无为　顺势而为　瓜熟蒂落

安闲自在

（健康启迪）安闲自在乐悠悠，不是神仙胜似仙。

（近义成语）悠闲自在　有游容与　乐在其中　安适自常
　　　　　　安闲自若　悠然自得　陶然自得　安逸太平

胸怀磊落

（健康启迪）胸怀磊落天地宽，无私寡欲寿而康。

（近义成语）胸怀坦荡　光明磊落　心贯白日　正直无私
　　　　　　堂堂正正　正人君子　光明正大　襟怀坦白

付之一笑

（健康启迪）付之一笑处世妙，心情平和年寿延。

（近义成语）一笑了之　一笑置之　一笑了事　付之一晒
　　　　　　置之不理　置之度外　不动声色　置若罔闻

拔苗助长

（健康启迪）拔苗助长健康忌，循序渐进人康健。

（近义成语）急功近利　急于求成　欲速不达　自欺欺人

　　　　　掩耳盗铃　欲盖弥彰　欲盖反损　欲速反迟

安贫乐道

（健康启迪）安贫乐道勤健康，福寿康宁自会来。

（近义成语）恬淡寡欲　安贫乐贱　安贫若素　安分守常

　　　　　乐道安贫　乐贫甘贱　乐道遗荣　安分守命

忧愤成疾

（健康启迪）忧愤成疾太愚笨，万事看开是大智。

（近义成语）忧能伤人　忧劳况瘁　积忧成疾　忧劳成疾

　　　　　积劳成疾　神劳形瘁　身心交病　心神交瘁

杜渐防微

（健康启迪）杜渐防微治未病，小毛小病要重视。

（近义成语）杜微慎防　杜隙防微　杜渐防萌　防芽遏萌

　　　　　防患未然　防微虑远　未雨绸缪　未焚徙薪

宠辱不惊

（健康启迪）宠辱不惊自康宁，万事保持平常心。

（近义成语）宠辱皆忘　富贵不淫　浮云富贵　贫不失志

　　　　　威武不屈　刚正不阿　守死善道　守节不移

视死如归

（健康启迪）视死如归看得穿，还有烦恼比死大？

（近义成语）视死如生　视死如饴　死且不避　视死若生

　　　　　　死不足惜　生死以之　死而后已　视死若归

身心俱泰

（健康启迪）身心俱泰因健康，寿比南山乐悠悠。

（近义成语）身安心泰　心安神泰　神闲意定　怡志养神

　　　　　　神色怡然　神清气爽　心旷神怡　心宽意适

安之若素

（健康启迪）安之若素平常心，健康长寿金钥匙。

（近义成语）随遇而安　安之若命　安于现状　镇定自若

　　　　　　乐贫甘贱　安分守命　从容不迫　临危不乱

怒发冲冠

（健康启迪）怒发冲冠伤身体，严重程度超想象。

（近义成语）怒气冲天　怒火中烧　怒不可遏　冲冠眦裂

　　　　　　冲冠发怒　怒气填胸　咬牙切齿　怒火万丈

恬淡无欲

（健康启迪）恬淡无欲心清静，健康贵在养心君。

（近义成语）清心寡欲　恬淡无为　恬不为意　清静无为

　　　　　　淡泊寡欲　澡雪精神　安分知足　无牵无挂

杯弓蛇影

（健康启迪）杯弓蛇影疑成病，细细分析能释疑。

（近义成语）风声鹤唳　草木皆兵　杯蛇鬼车　疑云满腹

　　　　　　疑神疑鬼　庸人自扰　疑团莫释　满腹疑团

心灰意懒

（健康启迪）心灰意懒身大敌，振奋精神促健康。

（近义成语）灰心丧气　万念俱灰　心烦意乱　一蹶不振

　　　　　　神分志夺　心劳意攘　神昏志乱　一跌不振

洗心革面

（健康启迪）洗心革面悟健康，身体康健面貌新。

（近义成语）脱胎换骨　洗心革志　洗心自新　面目一新

　　　　　　洗心换骨　反骨洗髓　悔过自新　拨乱反正

泰然处之

（健康启迪）泰然处之解困境，气血平和心安定。

（近义成语）泰然自若　淡然置之　从容不迫　安之若素

　　　　　　处变不惊　临时不惧　镇定自若　临危不乱

积劳成疾

（健康启迪）积劳成疾命会短，劳逸动静要适度。

（近义成语）积忧成疾　忧劳况瘁　身心交瘁　心力交瘁

　　　　　　神劳形瘁　身心交病　面若死灰　劳筋苦骨

庸人自扰

（健康启迪）庸人自扰寻烦恼，无事找事伤自身。

（近义成语）杞人忧天　杯弓蛇影　草木皆兵　无中生有
　　　　　　疑神疑鬼　风声鹤唳　杯蛇鬼车　空穴来风

乐极生悲

（健康启迪）乐极生悲害身体，欢乐适度才有益。

（近义成语）福过灾生　乐极哀来　乐不可极　福过祸生
　　　　　　欢喜若狂　喜极而泣　福依祸伏　乐而忘返

丧心病狂

（健康启迪）丧心病狂身会垮，平时修养应加强。

（近义成语）丧尽天良　丧魂失魄　失魂落魄　昏庸无道
　　　　　　伤天害理　神经兮兮　神经错乱　神不主体

随遇而安

（健康启迪）随遇而安心态好，顺天应命适者寿。

（近义成语）顺其自然　安之若素　安分知足　安常处顺
　　　　　　知足常乐　安贫若素　安适如常　怡然自足

因势利导

（健康启迪）因势利导去健康，事半功倍大欢喜。

（近义成语）因利乘便　顺水推舟　因势而动　因人而施
　　　　　　因人而异　因事制宜　因变制宜　因时制宜

望梅止渴

（健康启迪）望梅止渴暗示法，健康治病有奇效。

（近义成语）画饼充饥　心想事成　心到神知　望梅消渴

　　　　　　心贯白日　信以为真　望风捕影　望尘僄声

区区小事

（健康启迪）区区小事无紧要，妨碍健康太不值。

（近义成语）微乎其微　微不足道　芝麻绿豆　不足轻重

　　　　　　区区之数　区区之众　不足挂齿　无关紧要

童心未泯

（健康启迪）童心未泯益健康，青春常在的要诀。

（近义成语）赤子之心　鹤发童颜　返老还童　天真无邪

　　　　　　返朴还淳　天真烂漫　童言无忌　金童玉女

从善如流

（健康启迪）从善如流好习惯，气量大度益健康。

（近义成语）从谏如流　虚怀若谷　胸怀坦荡　襟怀坦白

　　　　　　善恶昭彰　谦谦君子　谦卑自牧　谦恭虚己

怕鬼有鬼

（健康启迪）怕鬼有鬼病出现，快扫医盲不再病。

（近义成语）疑神疑鬼　胡思乱想　作茧自缚　如影随形

　　　　　　拜鬼求神　自寻烦恼　如蚁附膻　如蝇逐臭

心无挂碍

（健康启迪）心无挂碍身安宁，健康延年可实现。

（近义成语）无思无虑　无忧无虑　清静无为　无牵无挂
　　　　　　恬淡无欲　清心寡欲　恬淡无为　淡泊寡欲

心平气和

（健康启迪）心平气和身和谐，活到百岁不稀奇。

（近义成语）平心静气　心平气定　心安神泰　心宽意适
　　　　　　心旷神怡　神闲意定　仪静体闲　身心俱泰

清静无为

（健康启迪）清静无为顺自然，悠闲自在享天年。

（近义成语）清闲自在　清心寡欲　恬淡寡欲　悠然自得
　　　　　　随遇而安　安分守己　悠闲自在　悠游容与

心旷神怡

（健康启迪）心旷神怡因健康，寿享百岁人羡慕。

（近义成语）心旷神怡　心宽意适　心开目明　心平气定
　　　　　　心平气和　心花怒放　心安神泰　旷性怡情

心如止水

（健康启迪）心如止水无妄念，身体安宁延寿命。

（近义成语）心如古井　古井无波　心平气定　仪静体闲
　　　　　　平心静气　清心寡欲　神闲意定　修心养性

沉静寡言

（健康启迪）沉静寡言是吉人，话多伤气又伤神。

（近义成语）少言寡语　沉厚寡言　沉重寡言　沉默寡言

　　　　　　静观默察　静言思之　吉人寡言　话多伤神

避嚣习静

（健康启迪）避嚣习静安心神，摄生首务为养心。

（近义成语）避世绝俗　隐居山林　潜形匿迹　藏形匿影

　　　　　　隐居求志　隐姓埋名　隐迹潜踪　避害就利

心安神泰

（健康启迪）心安神泰常保持，不请自来健康身。

（近义成语）心宽意适　心平气和　神闲意定　心旷神怡

　　　　　　知足常乐　悠然自得　清闲自在　清心静神

存心养性

（健康启迪）存心养性是古训，福寿康宁因它来。

（近义成语）修心养性　修身洁行　修身养性　颐精养神

　　　　　　修身立节　潜神默思　三省吾身　反躬自省

颐神养性

（健康启迪）颐神养性靠什么？知足常乐加静心。

（近义成语）怡志养神　怡然自得　怡然自乐　神清气爽

　　　　　　心旷神怡　修心养性　心安神泰　陶然自得

神闲意定

（健康启迪）神闲意定是赢家，高高兴兴享天年。

（近义成语）仪静体闲　心安神泰　神色怡然　神清气爽
　　　　　　神安气足　神安气定　神安气集　平心静气

神出鬼没

（健康启迪）神出鬼没病消失，精神饱满抗疾患。

（近义成语）神足气全　安神定魄　神清气正　出没无常
　　　　　　神清气爽　安然无恙　神完气足　神神鬼鬼

神劳形瘁

（健康启迪）神劳形瘁促寿短，工作休息要得当。

（近义成语）忧劳况瘁　神昏意乱　萎靡不振　心力交瘁
　　　　　　身心交瘁　积劳成疾　积忧成疾　忧愤成疾

六神不安

（健康启迪）六神不安气血乱，从容镇定心安宁。

（近义成语）六神无主　张皇失措　心慌意乱　惊魂未定
　　　　　　心荡神迷　心神不定　心情恍惚　心烦意乱

买静求安

（健康启迪）买静求安去灾病，花些代价也值得。

（近义成语）清静无为　恬淡寡欲　舍车保帅　舍短取长
　　　　　　统筹兼顾　安全第一　乐善好施　将虾钓鳖

仪静体闲

（健康启迪）仪静体闲如仙态，和谐安康福寿相。

（近义成语）文质彬彬　温文尔雅　博雅温文　温润而泽
　　　　　　仙风道骨　飘飘欲仙　飘逸不群　神闲意定

聚精会神

（健康启迪）聚精会神气血和，养神大法莫小视。

（近义成语）全神贯注　专心致志　专心一意　一心一意
　　　　　　全心全意　一门心思　一心不二　专心一致

六根清净

（健康启迪）六根清净不干扰，心神安宁促寿长。

（近义成语）六尘不染　一干二净　一尘不染　清心寡欲
　　　　　　清雅绝尘　恬淡寡欲　清静无为　修身养性

安神定魄

（健康启迪）安神定魄心之功，万病皆可心药医。

（近义成语）安魂定魄　安心定志　安心落意　心安神泰
　　　　　　按时自常　安然无恙　六根清净　神闲意定

澡雪精神

（健康启迪）澡雪精神心态好，健康源自好心态。

（近义成语）澡身浴德　清心寡欲　清雅绝尘　清夜扪心
　　　　　　三省吾心　反躬自省　闭门思过　抚躬自问

夜深人静

（健康启迪）夜深人静要休息，遵循天道健康好。

（近义成语）夜静更长　　夜寝早起　　夜半三更　　夜阑人静

　　　　　　夜深人静　　更深夜静　　更深夜阑　　半夜三更

丰神异彩

（健康启迪）丰神异彩人喜爱，精神饱满能美容。

（近义成语）封神卓越　　风姿绰约　　丰韵娉婷　　容光焕发

　　　　　　丰姿冶丽　　神采焕发　　神采奕奕　　神采飞扬

神完气足

（健康启迪）神完气足常乐观，仙风道骨逾百年。

（近义成语）神安气足　　神足气全　　神足气朗　　神采焕发

　　　　　　神清气正　　神清气全　　神采奕奕　　仙风道骨

颐精养神

（健康启迪）颐精养神精神旺，身体康健寿命长。

（近义成语）颐神养性　　颐性养寿　　神气十足　　心安神泰

　　　　　　怡神养性　　神怡心静　　神闲气静　　神清气全

心荡神迷

（健康启迪）心荡神迷要远离，静心养神常修炼。

（近义成语）心旌摇曳　　心荡神摇　　心烦意乱　　心慌意乱

　　　　　　心劳意攘　　心神不定　　心神恍惚　　心猿意马

静极思动

（健康启迪）静极思动已太晚，动静合宜要牢记。

（近义成语）静中思动　动静有节　动静有法　物极必反

　　　　　　月满则亏　物盛则衰　静若处子　动若脱兔

神气十足

（健康启迪）神气十足人健壮，健康三宝精气神。

（近义成语）神气活现　神清气全　神色自得　神采飞扬

　　　　　　神采英拔　神采焕发　容光焕发　仙风道骨

心神不定

（健康启迪）心神不定难长寿，延年不老乃心静。

（近义成语）心神恍惚　心神不安　心旌摇曳　心绪不宁

　　　　　　心荡神迷　心荡神摇　心烦意乱　惊魂未定

神色不动

（健康启迪）神色不动处危事，心情安宁身康健。

（近义成语）从容不迫　泰然自若　镇定自若　泰然处之

　　　　　　面不改色　临危不乱　不慌不忙　临时不惧

心照神交

（健康启迪）心照神交乐融融，气血和谐身心畅。

（近义成语）神会心契　心领神会　神交已久　情投意合

　　　　　　息息相通　心照不宣　默契神会　不言而喻

神不主体

（健康启迪）神不主体拆身体，遇事一定要镇静。

（近义成语）神不守舍　魂飞魄散　心神恍惚　魂不附体

　　　　　　神魂飘荡　神魂缭乱　神魂失据　心慌意乱

神分志夺

（健康启迪）神分志夺人郁抑，健康之道难实践。

（近义成语）心神不定　神昏意乱　神魂缭乱　神摇意夺

　　　　　　心神恍惚　心旌摇曳　心绪不宁　神迷意夺

神怡心静

（健康启迪）神怡心静健康宝，福寿绵绵无尽期。

（近义成语）神闲气静　神闲气定　心宽意适　心开意适

　　　　　　神怡心旷　神安气定　神怡气愉　心旷神怡

闭目养神

（健康启迪）闭目养神心不烦，宁静休息养神佳。

（近义成语）闭目塞听　闭目掩耳　闭目噤声　闭目塞聪

　　　　　　闭目凝神　闭目塞耳　闭口藏舌　闭口不言

怡然自乐

（健康启迪）怡然自乐能常在，健康长寿的法宝。

（近义成语）怡然自得　怡然自若　自得其乐　乐在其中

　　　　　　优游自得　心安神泰　心旷神怡　怡神养性

欢天喜地

（健康启迪）欢天喜地好心情，伤身因素一扫光。

（近义成语）欢欣鼓舞　喜气洋洋　欢眉大眼　兴高采烈

　　　　　　欢欣踊跃　喜形于色　喜笑盈腮　喜笑颜开

知足常乐

（健康启迪）知足常乐乐永远，长寿秘诀是快乐。

（近义成语）知足无求　知命安身　知命不忧　自得其乐

　　　　　　陶然自得　其乐无穷　心满意足　常乐永康

乐以忘忧

（健康启迪）乐以忘忧常寻乐，忧愁烦恼就没有。

（近义成语）乐而忘疲　乐而忘归　乐道充饥　乐此不疲

　　　　　　乐不思蜀　乐在其中　安心乐意　安身为乐

强颜欢笑

（健康启迪）强颜欢笑虽是装，但是稍久真能乐。

（近义成语）强颜为笑　强打精神　勉为其难　强食自爱

　　　　　　假戏真做　假戏真唱　假模假式　假痴假呆

洞天福地

（健康启迪）洞天福地常居住，身心愉悦人长寿。

（近义成语）世外桃源　安乐世界　人间仙境　极乐世界

　　　　　　西方净土　瑶台琼室　瑶池玉液　琼楼玉宇

福寿双全

（健康启迪）福寿双全人人盼，健康之功莫小视。

（近义成语）福寿康宁　福寿绵绵　寿山福海　福星高照

　　　　　　寿比南山　福如东海　寿享期颐　寿元无量

助人为乐

（健康启迪）助人为乐是真乐，唯一可靠的幸福。

（近义成语）成人之美　成人之善　乐善好施　为善最乐

　　　　　　厚施薄望　好事乐善　乐善不倦　乐成人美

厚德载福

（健康启迪）厚德载福言不虚，健康首先要养德。

（近义成语）厚德载物　好心好报　善有善报　福善祸淫

　　　　　　天理昭彰　好人好报　福由心造　天道好还

天伦之乐

（健康启迪）天伦之乐要尽孝，合家欢乐寿而康。

（近义成语）天伦乐事　情同手足　家无常礼　承欢膝下

　　　　　　佳儿佳妇　承欢养志　父慈子孝　孝子贤孙

安乐世界

（健康启迪）安乐世界幸福地，心态乐观到处有。

（近义成语）西方净土　极乐世界　世外桃源　人间仙境

　　　　　　洞天福地　西方净国　琼楼玉宇　琼台玉阁

避祸就福

（健康启迪）避祸就福处世诀，不伤为本事健康。

（近义成语）避害就利　避繁就简　避嚣习静　避实就虚
　　　　　　趋利避害　趋吉避凶　扬长避短　取长补短

安居乐业

（健康启迪）安居乐业人向往，幸福生活它是本。

（近义成语）安家乐业　安家立业　安家落户　成家立业
　　　　　　安生乐业　安室利处　安土乐业　安适如常

长乐永康

（健康启迪）长乐永康好理想，修身养性能实现。

（近义成语）长乐未央　长生不老　长命百岁　万寿无疆
　　　　　　长生久视　福寿双全　寿比福海　福寿康宁

悦目娱心

（健康启迪）悦目娱心益身体，最强补品是快乐。

（近义成语）悦人耳目　赏心悦目　赏心乐事　心旷神怡
　　　　　　娱心悦耳　迷花眼笑　乐在其中　喜气洋洋

乐不可极

（健康启迪）乐不可极要谨记，常言祸福互相依。

（近义成语）福过灾生　乐极哀来　乐极生悲　乐不可支
　　　　　　兴尽悲来　喜极而泣　祸福相依　祸与福邻

与民同乐

（健康启迪）与民同乐人人乐，健康价值无限大。

（近义成语）天下一家　普天同庆　万众欢腾　皆大欢喜
　　　　　　四海升华　四海一家　万人空巷　万家生佛

笑逐颜开

（健康启迪）笑逐颜开是真乐，要想长寿多寻求。

（近义成语）笑容满面　笑容可掬　眉飞色舞　迷花眼笑
　　　　　　喜眉笑眼　欢天喜地　喜笑颜开　喜形于色

寻欢作乐

（健康启迪）寻欢作乐有新意，生命活力是欢愉。

（近义成语）自得其乐　乐在其中　悠然自得　怡然自乐
　　　　　　游山玩水　悦目娱心　陶然自得　逍遥自在

福善祸淫

（健康启迪）福善祸淫自古言，多多行善福寿至。

（近义成语）福由心造　善有善报　恶有恶报　恶积满盈
　　　　　　恶缘恶业　厚德载福　好心好报　天理昭彰

自求多福

（健康启迪）自求多福最靠谱，健康求己不求人。

（近义成语）自强不息　发愤图强　自食其力　自力更生
　　　　　　自给自足　自得其乐　发迹变泰　发愤自雄

后福无量

（健康启迪）后福无量靠心态，修心养性寿命长。

（近义成语）百福俱臻　福如东海　福禄双全　福寿康宁
　　　　　　福寿绵绵　福星高照　其乐无穷　其乐无尽

福由心造

（健康启迪）福由心造其言真，帮助别人福自己。

（近义成语）厚德载福　福善祸淫　善有善报　乐善好施
　　　　　　好心好报　好事乐善　天道好还　为善最乐

万事如意

（健康启迪）万事如意世上无，世事但求半称心。

（近义成语）万事亨通　万事大吉　百事大吉　天从人意
　　　　　　十全十美　天从人愿　尽如人意　称心如意

朝欢暮乐

（健康启迪）朝欢暮乐太过分，欢乐适度人康健。

（近义成语）朝歌夜弦　朝歌暮舞　吃喝玩乐　吃香喝辣
　　　　　　贪花恋酒　贪身逐色　荒淫无度　欣喜若狂

祸作福阶

（健康启迪）祸作福阶无定数，福来要享祸不悲。

（近义成语）祸福无常　祸福相生　祸福相倚　祸福倚伏
　　　　　　塞翁失马　祸福唯人　祸福无门　祸中有福

其乐无穷

（健康启迪）其乐无穷并不难，兴趣爱好多培养。

（近义成语）妙趣横生　妙不可言　其味无穷　乐在其中

长乐未央　常乐永康　乐此不疲　乐此不倦

承欢膝下

（健康启迪）承欢膝下尽孝道，欢了父母乐自己。

（近义成语）承欢养志　天伦之乐　佳儿佳妇　孝子贤孙

孝悌忠信　天伦乐事　笑思不匮　孝子慈孙

诚欢诚喜

（健康启迪）诚欢诚喜是真喜，长此以往得高寿。

（近义成语）笑逐颜开　笑容满面　乐不可言　欢天喜地

乐乐陶陶　乐在其中　自得其乐　怡然自乐

乔迁之喜

（健康启迪）乔迁之喜精设计，洞天福地为健康。

（近义成语）出谷乔迁　四海为家　迁乔出谷　去而之他

去故就新　迁乔之望　迁地为良　迁于乔木

乐山乐水

（健康启迪）乐山乐水各喜爱，有益健康就是好。

（近义成语）各随其好　各行其是　各取所需　游山玩水

各有所好　仁智之见　各有所爱　各从其志

优游岁月

（健康启迪）优游岁月地度日，想不长寿都很难。

（近义成语）优哉游哉　优游自得　优游自适　优游卒岁
　　　　　　世外桃源　乐在其中　逍遥自在　怡然自乐

大智若愚

（健康启迪）大智若愚保平安，聪明太露易招祸。

（近义成语）大智如愚　大巧若拙　深藏若虚　深藏不露
　　　　　　难得糊涂　装聋作哑　大直装拙　呆里藏乖

与世无争

（健康启迪）与世无争是高招，腾出精力事健康。

（近义成语）超然物外　置身事外　置身世外　与物无竞
　　　　　　不闻不问　清静无为　恬淡寡欲　置之度外

祸从口出

（健康启迪）祸从口出是古训，吉人寡言"易经"云。

（近义成语）言多必失　祸发齿牙　言出患入　言出祸从
　　　　　　口祸之门　言发祸从　是非口舌　言多语失

习非成是

（健康启迪）习非成是须审视，若想长寿要立新。

（近义成语）习焉不察　习以成风　习以成俗　习以为常
　　　　　　见惯不惊　习与性成　不足为奇　屡见不鲜

103

一叶知秋

（健康启迪）一叶知秋察未来，关注身体小变化。

（近义成语）见微知著　一言而喻　一言穷理　见微知萌
　　　　　　以微知著　度无知者　础润而雨　管中窥豹

十全十美

（健康启迪）十全十美天上找，人间但求能欢乐。

（近义成语）尽善尽美　尽美尽善　完美无缺　完美无疵
　　　　　　完美无瑕　完好无切　完好无损　尽如人意

人云亦云

（健康启迪）人云亦云随大流，所以百岁难话满。

（近义成语）鹦鹉学舌　三人成虎　毫无二致　毫无疑义
　　　　　　众口铄金　曾考杀人　习非成是　群口铄义

人生如梦

（健康启迪）人生如梦无奈何，开开心心最要紧。

（近义成语）人生若梦　人生无常　世事难料　事态万变
　　　　　　梦幻泡影　人生如寄　人生朝露　人生若寄

人情纸薄

（健康启迪）人情纸薄寻常事，看开自求多福寿。

（近义成语）人情浇薄　世情如纸　虚情假意　假仁假义
　　　　　　人情冷暖　世态炎凉　世情冷暖　炎凉世态

三省吾身

（健康启迪）三省吾身细观察，防病强身有指望。

（近义成语）反躬自省　一日三省　澡雪精神　修身养性
　　　　　　闭门思过　清夜扪心　抚躬自问　反躬自责

寸草春晖

（健康启迪）寸草春晖知深恩，孝顺父母能长寿。

（近义成语）春晖寸草　反哺之情　反哺一族　寸草衔接
　　　　　　承欢膝下　佳儿佳妇　反哺之私　恩深如海

大度包容

（健康启迪）大度包容能养身，宽容别人健自己。

（近义成语）大度兼容　大将风度　心胸宽广　光明磊落
　　　　　　胸无城府　襟怀坦白　胸无宿物　不存芥蒂

不骄不躁

（健康启迪）不骄不躁健康宝，从容谦虚气血和。

（近义成语）戒骄戒躁　不矜不伐　不露锋芒　虚怀若谷
　　　　　　深藏不露　谦虚谨慎　谦虚恭谨　谦谦君子

不愧不怍

（健康启迪）不愧不怍人坦荡，心安理得身康宁。

（近义成语）问心无愧　光明磊落　扪心无愧　心安理得
　　　　　　心贯白日　心安神泰　心平德和　光明正大

中庸之道

（健康启迪）中庸之道身和谐，以此健康是王道。

（近义成语）中立不倚　不偏不倚　不偏不觉　不丰不俭

　　　　　　不丰不杀　不为己甚　适可而止　适如其分

从容自若

（健康启迪）从容自若处世道，心平气和身体好。

（近义成语）从容自如　镇定自若　从容不迫　不慌不忙

　　　　　　从容应对　从容自在　不动声色　不露声色

天道酬勤

（健康启迪）天道酬勤是常理，健康之道理也同。

（近义成语）天道好还　以勤补拙　将勤补拙　勤则不匮

　　　　　　勤能补拙　克勤克俭　劳苦功高　勤劳致富

月满则亏

（健康启迪）月满则亏防极端，过犹不及健康思。

（近义成语）月盈则食　盛极必衰　水满自溢　福过灾生

　　　　　　乐极生悲　静则思动　苦尽甘来　祸福相依

各从其志

（健康启迪）各从其志不求同，千篇一律健康忌。

（近义成语）各不相谋　各从所好　各得其所　各行其志

　　　　　　各得其宜　各随其好　各行其是　各取所需

忙里偷闲

（健康启迪）忙里偷闲也健康，健康在于累积功。

（近义成语）劳逸结合　忙中偷闲　忙中有序　有劳有逸
　　　　　　动静有常　进退有度　适如其分　不偏不倚

能屈能伸

（健康启迪）能屈能伸能健康，有病忍耐健时练。

（近义成语）能柔能刚　委曲求全　委曲从俗　能上能下
　　　　　　能伸能屈　尺蠖之屈　尺蠖求伸　龙蛰蠖曲

和睦相处

（健康启迪）和睦相处乐陶陶，心情愉快身体健。

（近义成语）友好相处　和平共处　和易近人　亲仁亲邻
　　　　　　亲如手足　情同一家　睦邻友好　情同鱼水

礼尚往来

（健康启迪）礼尚往来处世诀，人缘亲和心情乐。

（近义成语）礼有往来　有来有往　礼无不答　礼顺人情
　　　　　　有一得一　互通有无　有问必答　有无相通

入乡随俗

（健康启迪）入乡随俗睦相处，腾出精力事健康。

（近义成语）入乡随乡　客随主便　入乡问俗　入门问讳
　　　　　　入乡随俗　入境问禁　嫁鸡随鸡　入国随国

大隐朝市

（健康启迪）大隐朝市静在心，自古健康贵在静。

（近义成语）山林之士　世外高人　山栖谷饮　倍世离俗
　　　　　　岩居谷饮　山中宰相　隐迹潜踪　出世离群

装聋做哑

（健康启迪）装聋做哑假糊涂，心平气和是真效。

（近义成语）推聋做哑　装聋卖傻　推聋状哑　做哑装聋
　　　　　　装聋装哑　装聋卖哑　装模装样　装腔作势

出头之鸟

（健康启迪）出头之鸟麻烦多，为了健康学隐士。

（近义成语）木秀于林　出头露面　抛头露面　出一头地
　　　　　　出人头地　出类拔萃　超群绝伦　鹤立鸡群

通情达理

（健康启迪）通情达理人人赞，身心舒畅由此增。

（近义成语）知情达理　通时达变　合情合理　通文知理
　　　　　　知书达礼　知书达理　知机识变　知情识趣

冷语冰人

（健康启迪）冷语冰人一时快，事后悔恐身心伤。

（近义成语）恶言恶语　恶言厉色　恶声恶气　恶语相加
　　　　　　恶语中伤　骂不绝口　指桑骂槐　冷嘲热讽

俭存奢失

（健康启迪）俭存奢失老古言，节能健康可长寿。

（近义成语）省欲去奢　省吃俭用　节衣缩食　节俭躬行

　　　　　　省烦从简　俭故能广　俭以养德　俭以养廉

居安思危

（健康启迪）居安思危无病时，健康之际也健康。

（近义成语）安不忘危　居安虑危　于安思危　处安思危

　　　　　　有备无患　思患预防　防患未然　防微虑远

以柔克刚

（健康启迪）以柔克刚悟健康，长寿宜多习柔术。

（近义成语）柔能制刚　以柔制刚　以弱制强　以守为攻

　　　　　　以逸待劳　以退为进　绵力相迎　滴水穿石

博览群书

（健康启迪）博览群书学问广，健康精华净搜览。

（近义成语）学富五车　满腹经纶　博览古今　博洽多闻

　　　　　　博古通今　博观泛览　博观经典　博学多才

循序渐进

（健康启迪）循序渐进地健康，拔苗助长万不可。

（近义成语）循次而进　按部就班　水到渠成　瓜熟蒂落

　　　　　　按图索骥　按迹循踪　绳锯木断　水到鱼行

学以致用

（健康启迪）学以致用不枉学，学习健康为长寿。

（近义成语）活学活用　学富才高　学优才赡　学优而仕

　　　　　学有专长　真才实学　真才实能　名实相副

闭户读书

（健康启迪）闭户读书攻健康，全神贯注无妄念。

（近义成语）闭门读书　闭门觅句　闭门著书　闭门思过

　　　　　专心一致　专心致志　全神贯注　聚精会神

开卷有益

（健康启迪）开卷有益好福气，健脑养神多学问。

（近义成语）开卷有得　展卷有益　学优而仕　学富才高

　　　　　学优才赡　才高八斗　博学多才　满腹经纶

书声琅琅

（健康启迪）书声琅琅神集中，排除杂念气血和。

（近义成语）书声朗朗　高音低唱　高唱入云　高谈阔论

　　　　　谈笑风生　谈今说古　谈天说地　谈吐生风

死记硬背

（健康启迪）死记硬背利老年，延缓大脑衰退奇妙多。

（近义成语）囫囵吞枣　囫囵半片　鹘仑吞枣　生吞活剥

　　　　　不求甚解　食而不化　生搬硬套　一知半解

学海无涯

（健康启迪）学海无涯要虚心，学习健康细研习。

（近义成语）学海无边　学无止境　学无常师　学而不厌
　　　　　　开卷有益　百学不厌　天外有天　温故知新

学贯中西

（健康启迪）学贯中西为博采，各国健康取其长。

（近义成语）博采众长　兼收并蓄　博鉴古今　博览群书
　　　　　　博学多识　兼收博采　兼容并仓　学贯天人

凿壁悬梁

（健康启迪）凿壁悬梁虽佳语，中老年人不可学。

（近义成语）韦编三绝　燃糠自照　然获读书　凿壁偷光
　　　　　　悬梁刺股　囊萤映雪　废寝忘食　殚思极虑

有脚书橱

（健康启迪）有脚书橱学问博，自可优选健康法。

（近义成语）学识渊博　才高八斗　满腹经纶　学富五车
　　　　　　博学多才　博古通今　博洽多闻　见多识广

弱不禁风

（健康启迪）弱不禁风难长寿，体育锻炼能改变。

（近义成语）弱不胜衣　萎靡不振　软弱无力　身心交病
　　　　　　神劳形瘁　心力交瘁　瘦骨嶙峋　瘦骨伶仃

读书三到

（健康启迪）读书三到效果好，增长知识强大脑。

（近义成语）读书得问　事半功倍　专心致志　书声朗朗

全神贯注　一心一意　聚精会神　全心全意

读书三余

（健康启迪）读书三余聚精神，身心身体都健康。

（近义成语）读不舍手　笃信好学　笃学不倦　笃志好学

握鞍读书　聚沙成塔　积少成多　聚少成多

日积月累

（健康启迪）日积月累健康功，健康长寿有指望。

（近义成语）日累月积　日增月益　日益月滋　日进不衰

日就月将　天长地久　聚少成多　积少成多

融会贯通

（健康启迪）融会贯通健康术，人生一世最妙事。

（近义成语）举一反三　触类旁通　由此及彼　温故知新

知往鉴今　闻一知十　由博返约　熔古铸今

结发夫妻

（健康启迪）结发夫妻情意深，最能和谐身心健。

（近义成语）百年好合　百年到老　百年偕老　百岁之好

白头偕老　儿女夫妻　明婚正配　秦晋之好

恩爱夫妻

（健康启迪）恩爱夫妻百世修，万分珍惜福寿大。

（近义成语）恩恩爱爱　相亲相爱　耳鬓厮磨　如胶如漆
　　　　　　你恩我爱　情深伉俪　卿卿我我　伉俪情深

夫唱妇随

（健康启迪）夫唱妇随必依夫，妻子心情定不好。

（近义成语）嫁鸡随鸡　嫁鸡逐鸡　嫁犬随犬　嫁狗逐狗
　　　　　　逆来顺从　三从四德　三纲五常　妇随夫唱

小鸟依人

（健康启迪）小鸟依人喜撒娇，往往增进夫妻情。

（近义成语）温情脉脉　含情脉脉　温情蜜意　柔情密意
　　　　　　柔情似水　柔情媚态　温文尔雅　柔声下气

佳儿佳妇

（健康启迪）佳儿佳妇同尽孝，喜了父母乐自己。

（近义成语）温清定省　孝子贤媳　承欢膝下　天伦之乐
　　　　　　姜妇之道　承欢养志　孝子慈孙　孝悌忠信

门当户对

（健康启迪）门当户对的婚姻，夫妻和谐更容易。

（近义成语）天作之合　当门对户　对门当户　户当门对
　　　　　　地设天造　天生一对　秦晋之好　天经地义

柴米夫妻

（健康启迪）柴米夫妻快健康，身强力壮早脱贫。

（近义成语）患难夫妻　同舟共济　糟糠之妻　贫贱糟糠

贫贱之交　患难与共　患难相恤　贫贱之知

金玉良缘

（健康启迪）金玉良缘世间少，为此郁闷大不可。

（近义成语）情深伉俪　恩恩爱爱　天生一对　天作之合

百年好合　鸾凤和鸣　琴瑟和谐　百岁偕老

生儿育女

（健康启迪）生儿育女夫妻情，无穷乐趣与希望。

（近义成语）家人父子　生男育女　寸男尺女　一男半女

娶妻养子　养儿防老　健康送死　养老送终

白头偕老

（健康启迪）白头偕老神仙慕，健康快乐一辈子。

（近义成语）百年偕老　百年之好　百年好合　百岁之好

金玉良缘　白头相守　白发相守　百岁偕老

同床异梦

（健康启迪）同床异梦各为谋，心情不良损健康。

（近义成语）貌合神离　同床各梦　各梦同床　貌合心离

貌似情非　各自为谋　貌合行离　各怀鬼胎

露水夫妻

（健康启迪）露水夫妻毁家庭，紧张后悔损年寿。

（近义成语）寻花问柳　情天孽海　风情月债　男女私情

　　　　　　水性杨花　喜新厌旧　朝秦暮楚　风流韵事

男婚女嫁

（健康启迪）男婚女嫁是天道，健康幸福胜单身。

（近义成语）男大当婚　婚男嫁女　女嫁男婚　女大难留

　　　　　　男大须婚　女长须嫁　女大须嫁　男媒女妁

男女平等

（健康启迪）男女平等夫妻和，男尊女卑伤妻心。

（近义成语）琴瑟和谐　鸾凤和鸣　你恩我爱　男欢女爱

　　　　　　同甘共苦　患难与共　男耕女织　郎才女貌

男耕女织

（健康启迪）男耕女织各取长，心情舒畅家兴旺。

（近义成语）女织男耕　男女平等　各尽所能　各有千秋

　　　　　　人尽其才　各有所长　各显身手　扬长避短

厮敬厮爱

（健康启迪）厮敬厮爱夫妻睦，健康快乐同偕老。

（近义成语）相敬如宾　举案齐眉　相待如宾　相知有素

　　　　　　心心相印　情投意合　比目连枝　比翼双飞

不药而愈

（健康启迪）不药而愈治病妙，自然疗法有奇效。

（近义成语）不衣自暖　不言而喻　不攻自破　不劳而食

不劳而获　不可自拔　不打自招　坐享其成

久病难医

（健康启迪）久病难医人皆知，疾病初生彻底治。

（近义成语）旧病复发　旧态复萌　旧念复萌　积重难返

本性难移　积习难改　宿疾难医　沉疴宿疾

乍暖还寒

（健康启迪）乍暖还寒春秋时，体弱之人多保暖。

（近义成语）春寒料峭　乍雨乍晴　变化多端　乍往乍来

变幻莫测　变化无常　变化不测　春风料峭

粗衣淡饭

（健康启迪）粗衣淡饭好处多，尤其防治富贵病。

（近义成语）粗茶淡饭　粗衣恶食　布衣蔬食　布被瓦器

布帛菽粟　布衣粝食　恶衣恶食　布衣芒履

不痛不痒

（健康启迪）不痛不痒身体好，说明健康不用医。

（近义成语）不知不觉　不疼不痒　不着痛痒　不知痛痒

不知疼痛　心安神泰　心宽意适　身轻体健

庸医杀人

（健康启迪）庸医杀人想远离，首先自己多学医。

（近义成语）庸懦无能　碌碌庸才　碌碌无能　碌碌无为

碌碌庸流　庸夫俗子　庸耳俗目　庸庸碌碌

同病相怜

（健康启迪）同病相怜互鼓励，有利早日病康复。

（近义成语）同气相求　同声相应　同心共济　同忧相救

同休共戚　同心断金　患难与共　患难相恤

饥来吃饭

（健康启迪）饥来吃饭顺自然，健康无术便是术。

（近义成语）饥餐渴饮　顺其自然　顺天应时　顺天应命

顺时而动　道在屎溺　渴者易饮　渴骥奔泉

窗明几净

（健康启迪）窗明几净居室洁，心情愉悦身体健。

（近义成语）净几明窗　洁白如玉　清宫除道　清雅绝尘

清莹秀彻　一尘不染　一干二净　纤尘不染

望闻问切

（健康启迪）望闻问切千古法，医学仪器不能替。

（近义成语）察言观色　观形察色　鉴貌辨色　鉴毛辨色

察察为明　望影揣情　望表知里　见貌辨色

大腹便便

（健康启迪）大腹便便百病源，体重适当身体健。

（近义成语）脑满肠肥　　肥头大耳　　肥头胖耳　　肥头大面

　　　　　　肥肠满脑　　肠肥脑满　　肉重千金　　膘肥体壮

万应灵药

（健康启迪）万应灵药世上无，健康长寿靠养生。

（近义成语）灵丹妙药　　万应灵丹　　药到病除　　起死回生

　　　　　　妙手回春　　神工鬼力　　神工妙力　　万事如意

危机四伏

（健康启迪）危机四伏大环境，健康增强抗病力。

（近义成语）险象环生　　危若朝露　　危如累卵　　四面禁歌

　　　　　　腹背受敌　　四面受敌　　楚歌四面　　险遭不测

吞声忍泪

（健康启迪）吞声忍泪伤身体，悲痛有泪放声哭。

（近义成语）饮泣吞声　　吞声饮泪　　吞声饮泣　　吞声饮气

　　　　　　声吞气忍　　忍气吞声　　气忍声吞　　强人所难

好逸恶劳

（健康启迪）好逸恶劳催人老。勤劳活动可延年。

（近义成语）好吃懒做　　贪吃懒做　　游手好闲　　好逸恶劳

　　　　　　花天酒地　　花腿闲汉　　游手贪闲　　悠闲公子

老当益壮

（健康启迪）老当益壮春常在，人不思老老不至。

（近义成语）不衣自暖　不言而喻　不攻自破　不劳而食
　　　　　　不劳而获　不可自拔　不打自招　坐享其成

卧而治之

（健康启迪）卧而治之不药愈，静养调动自愈力。

（近义成语）不药而愈　不衣自暖　坐享其成　柔能制刚
　　　　　　闭目养神　休健康息　以逸待劳　以柔克刚

寿享期颐

（健康启迪）寿享期颐要实现，注重健康不能忘。

（近义成语）寿满天年　寿终正寝　善终正寝　寿比南山
　　　　　　福海寿山　颐养天年　终其天年　终养天年

深居简出

（健康启迪）深居简出少干扰，六根清净利健康。

（近义成语）足不出户　深藏远遁　深藏简出　终老隐居
　　　　　　大隐朝市　隐迹潜踪　避世绝俗　不出户庭

倚老卖老

（健康启迪）倚老卖老惹人厌，人缘不好心情差。

（近义成语）依老卖老　倚官仗势　倚财仗势　依势欺人
　　　　　　倚势挟权　倚官挟势　仗势欺人　仗气使洒

年老体衰

（健康启迪）年老体衰自然律，不可逞能伤身体。

（近义成语）年老力衰　年老色衰　年老体弱　老迈年高
　　　　　　老气横秋　老牛破车　老眼昏花　老态龙钟

劳逸结合

（健康启迪）劳逸结合能健康，过劳过逸均伤身。

（近义成语）一张一弛　忙中偷闲　忙里偷闲　进退有序
　　　　　　动静有常　动静有法　文武之道　中庸之道

节哀顺变

（健康启迪）节哀顺变身不伤，过于哀痛危健康。

（近义成语）顺其自然　听其自然　顺天应命　顺时达变
　　　　　　哀乐中节　哀乐相生　哀而不伤　万物自化

水土不服

（健康启迪）水土不服损健康，老人尽量少易地。

（近义成语）水土不伏　不伏水土　不习水土　不服水土
　　　　　　居大不易　安土重迁　南橘北枳　安土重旧

勿药有喜

（健康启迪）勿药有喜虽值贺，加强健康可防病。

（近义成语）妙手回春　不药而愈　沉疴顿愈　天从人愿
　　　　　　大难不死　绝处逢生　喜出望外　大喜过望

东猜西疑

（健康启迪）东猜西疑疑出病，无病不能瞎猜疑。

（近义成语）杯弓蛇影　杞人忧天　胡思乱想　想入非非

　　　　　　胡言乱语　乱想胡言　痴心妄想　瞎说八道

老有所终

（健康启迪）老有所终无后顾，健康长寿有盼头。

（近义成语）老有所托　老死牖下　养老送终　送终养老

　　　　　　健康送死　健康送终　送死健康　养儿防老

冬日之温

（健康启迪）冬日之温常享受，阳虚缺钙能防治。

（近义成语）冬日可爱　冬日之阳　雪中送炭　曝背献芹

　　　　　　日暖风和　日丽风和　阳和启蛰　和风丽日

老成典型

（健康启迪）老成典型受爱戴，心情愉悦体康健。

（近义成语）老当益壮　耆年硕德　德才兼备　耆儒硕德

　　　　　　耆老久次　德配天地　德高望重　积善成德

生寄死归

（健康启迪）生寄死归寻常事，越不怕死越不死。

（近义成语）死归生寄　生死有命　死生有命　方生方死

　　　　　　有死而已　死生以之　死而无憾　生死以之

老蚕作茧

（健康启迪）老蚕作茧自束缚，人不畏老寿更长。

（近义成语）如茧自缚　作茧自缚　吐丝自缚　画地自限

　　　　　　画地而趋　画地刻木　画地为牢　老之将至

超然物外

（健康启迪）超然物外好洒脱，健康健体是首务。

（近义成语）超然自得　超然自逸　超然避世　超然不群

　　　　　　萧然物外　与世无争　遗世独立　奔逸绝尘

五、谚语

★心理一健康，多活几十年。

★心平气和是上帝赠给人们的最好礼物。

★争一步寸步难进，退一步海阔天空。

★为使自己快乐，请先宽恕别人。

★儿孙自有儿孙福，莫与儿孙作牛马。

★酒不醉人人自醉，色不迷人人自迷。

★命里有时终须有，命里无时莫强求。

★烦恼不寻人，人自寻烦恼。

★佛在心头坐，酒肉穿肠过。

★学会宽容忘过去，相逢一笑泯恩仇。

★宁走十步远，不走一步险。

★一分度量一分福，能忍便是有福人。

★知足胜过长生药，不是神仙胜神仙。

★难得平常心，从容抵万金。

★坐得船头稳，不拍浪来颠。

★不如意事常八九，可与人言无二三。

★黄金未为贵，安乐值钱多。

★不管风吹浪打，胜似闲庭信步。

★任凭风浪起，稳坐钓鱼船。

★山高自有客行路，水深自有渡船人。

★车到山前必有路，船到桥头自会直。

★暮色苍茫看劲松，乱云飞渡仍从容。

★天生我材必有用，最棒的人是自己。

★原谅别人就是善待自己，恭敬别人就是庄严自己。

★你不能操控别人的想法，但你能掌控自己的情绪。

★伤人一千，自伤八百，学会宽容吧！

★只责备自己，能远离怨恨。

★追悔昨天寄托明天，不如紧紧抓住今天。

★福到财至，没钱时不必悲哀；福消财散，有钱时不必得意。

★自信是巨大的心理能量，使弱智变强和强者更强。

★生活上适度，精神上大度。

★人生在世，无非是："尽人事，听天命"。

★病由心生，心静病消；健康之道，调整心态。

★无法改变事实，但可改变心情。

★世间最强大的力量莫过于心灵的力量。

★学会控制情绪，是健康长寿的要诀。

★忍耐是快乐之门，忍耐是最大智慧。

★人生最大的痛苦就是失去自信，失去希望。

★世界上没有完美，想开了就是完美。

★金刚怒目，不如菩萨慈眉。

★看菜吃饭，量体裁衣。

★宁与千人好，莫与一人仇。

★是非终日有，不听自然无。

★不为良相，即为良医。

★饿了来馒头，困了来枕头。

★气大不养人，话是开心斧。

★愤怒是以愚蠢开始，以后悔告终。

★风吹鸡蛋壳，财去人安乐。

★忍得一时忿，终生无烦闷。

★天下本无事，庸人自扰之。

★月满则亏，水满则溢；人无完人，金无足赤。

★顺天者昌，逆天者亡；笑看古今，容福天下。

★心地善良，何须烧香。

★恼一恼，老一老；笑一笑，少一少。

★愤怒使别人遭殃，但受害最大的却是自己。

★只从柔处不从刚，只想好处不想坏。

★药物对心地不再单纯的人来说，剂量再大都无作用。

★制怒是成熟，制怒是高尚；制怒是智慧，制怒令人敬。

★天天都是好日子，天下道理都讲尽。

★微笑力量无法拒，微笑"贿赂"人都爱。

★脾气急躁常发火，严重疾病盯上你。

★保持一颗平常心，有害因素都败退。

★为多大事情生气，你胸怀就是多大。

★信心是生阳大法，自愈力创造奇迹。

★管好自己的情绪，健康延年自会有。

★淡泊宁静常保持，心闲气定是赢家。

★世上没有救世主，健康幸福靠自己。

★小不忍，则乱大谋。

★青春不是人的一段时期，而是心灵的一种状态。

★人有童心，一世年轻。

★不要对生活奢求太多，老天给你的已经很多。

★怨恨不一定伤害到别人，却一定会伤害了自己。

★制怒之药，忍为妙方；有容乃大，能忍自安。

★不争闲气不争钱，无烦无恼是神仙。

★世上闲愁千千万，不教一点上眉头。

★让刚才发生的烦恼事，一分钟都不要停留在心中。

★千好万好不如心态好，心态乐观人生尽欢。

★凡事向好的方面想，自然就会心胸宽广。

★心如明镜台，时时勤拂拭。

★人若知足，一切烦恼自会迎刃而解。

★为小事烦恼的人，其生命是短促的。

★退一步海阔天空，让三分心平气和。

★谋事在人，成事在天。

★人怕伤心，树怕剥皮。

★不见可欲，使人不乱。

★日有所思，夜有所梦。

★岂能尽如人意，但求无愧于心。

★无病莫嫌瘦，身安莫怨贫。

★家家都有一本难念的经。

★小溪虽然不能掀起滔天巨浪，但却有自己美丽涟漪和欢乐的歌唱。

★一不积财，二不积怨，睡也安然，走也方便。

★人强祸必随，忍事敌灾星。

★强者控制自己的情绪，弱者让情绪控制自己。

★钱财是小事，健康大财富。

★人生总会有烦恼，想开放下是个宝。

★睁一只眼闭一只眼，耳不妄听心不烦。

★时光不再来，青春不常在。

★遇到矛盾冷处理，顺其自然逾百年。

★乐观看世界，世界真美好。

★忍一时之气，免长久之忧。

★宽容意味着你不再生气。

★化干戈为玉帛，机智坦荡；化仇恨为友情，利人利己。

★尽其在我，听其在天；一切随缘，顺其自然。

★生活有节奏，坦然无所忧；遇事自排解，健康又延年。

★常将有时思无时，常将甜时思苦时。

★知足者常乐，感恩者常成。

★有泪尽情流，疾病自然愈。

★百战百胜不如一忍，万言万语不如一默。

★一切烦恼皆心生，人不妄想便自在。

★知足者贫贱亦快乐，不知足者富贵亦忧然。

★忍得一时怒，终生无灾祸。

★淡然无为，神气自满，最佳的健康之道。

★忍一忍，风平浪静；退一步，海阔天空。

★知足心常乐，无求品自高。

★和可致千祥，忍可生万福。

★心理平衡，长寿真经。

★知足常乐，能忍自安；百年随缘过，终生无烦恼。

★万事随缘安乐法，莫求好处一边行。

★心态改变，你的命运也跟着改变。

★人间烦事都抛弃，莫使心中气不平。

★让人一步又何妨，量大福大无烦恼。

★以平常心观不平常事，则事事皆平常。

★"平常心"是"道"，"道"在平常生活中。

★欲望越少，人生就越幸福。

★若能忍耐和自制，人生安宁无灾祸。

★怒从心头起，恶向胆边生；切忌要制怒，免得大祸生。

★烦恼是我们患的一种精神上的近视症。

★攀比是烦恼根源，不攀比快乐无比。

★凡事能忍就得忍，一忍得到千般安。

★福生于无为，患生于多欲。

★平常心是人世间的最高境界。

★烦恼是想出来的，疾病是造出来的。

★冲动是魔鬼，冷静是神仙。

★为了健康大目标，不要去做小心眼。

★忍耐能应付一切麻烦事，忍耐是一生幸福的基础。

★生命不能有二次，好好度过这一次。

★智者笑看得与失，平平淡淡才是真。

★当你快乐时，要抓紧享受；当你痛苦时，不要去理它。

★这世界左右不了，但可以善待自己。

★一切麻烦会过去，成会淡淡的回忆。

★"难得糊涂"是平和心态的座右铭。

★大雪压青松，青松挺且直。

★心国本无事，作茧只自缚。

★黄连当哨吹，苦中能作乐。

★慢慢来，不着急。——一生的座右铭。

★行看流水坐看云，神闲气定是赢家。

★学佛使人大彻大悟，能够看淡世间一切。

★观世态炎凉而志不移，逢辛酸苦辣皆为甜。

★事在人为，休言万般皆是命。

★随缘自适烦恼无，心平气和好运长。

★适度为健康之母，乐观为长寿之源。

★放着快乐不去享，何苦自己寻烦恼。

★心好命也好，富贵直到老。

★事从容有余味，人从容有余年。

★心态平和常乐观，不信青春唤不回。

★把握自己的情绪，幸福感觉常得到。

★忘记一切不愉快，气量大度向前看。

★装聋作哑装糊涂，心态平和之绝招。

★积极心态保年轻，消极心态变衰老。

★经常抬头望星空，胸怀开阔心情舒。

★生气大多是"心造"，换个想法无气生。

★治未病靠什么，调情绪最重要。

★开心不开心总是一天，何必让自己不开心呢？

★难得糊涂大境界，亦是人生大智慧。

★境由心造人乐观，轻松快活享人生。

★人有智慧和内涵，必定低调和从容。

★许多事情不必快，慢条斯理健康来。

★聪明人适应世界，愚笨人怨恨世界。

★危害健康最甚者，莫过动怒发脾气。

★不是事难失信心，失却信心事才难。

★学会说三句话：算了，不要紧，会过去的。

★我们有时会惊叹，报复成本太昂贵。

★鱼与熊掌，不可兼得；学会选择，懂得放弃。

★身体本无病，一疑百病生。

★逆境是强者的财富，弱者的坟墓。

★人无泰然的习惯，必无健康的身体。

★清闲自是神仙福，不是神仙不清闲。

★牢骚太盛防肠断，风物常宜放眼量。

★看得开是福，智者的秘诀。

★一生一世受着恩惠，感恩心态生命宝藏。

★谁拥有快乐的心态，比亿万家财更有福。

★菩提本无树，明镜亦非台；本来无一物，何处惹尘埃。

★不要失去当下的快乐，而去担心模糊的未来。

★瓜甜蒂苦，物不完美；人无完人，缺憾也美。

★想开了是快乐，想不开是烦恼；从不同角度，有不同结果。

★人生如梦，岁月无情；一生一世，心情要好。

★人生不如意十有八九，要想人快乐只思一二。

★愤恨面前要理智，切莫一失千古恨。

★不因他人而生气，肯定心中好安详。

★只有善待和珍惜生命，一切烦恼才微不足道。

★顺其自然活在当下，烦恼忧愁烟消云散。

★良好的个性胜过卓越的才智。

★沉默是对别人诽谤的最好的心态。

★适合的就是最好的，何必去羡慕别人。

★伤害自己的最好的办法，就是记住那些不愉快的事。

★自卑心最伤害自己，是成功的最大障碍。

★如果你不会感恩，幸福离你远远的；

如果你学会感恩，幸福已经满满的。

★人生苦短，快乐第一；无聊琐事，一概不理。

★全力以赴加自信，十之八九能成功。

★让往事随风去吧，要成为快乐的人。

★健康长寿怎样来？就是心态要平和。

★心理平衡威力大，最坏境遇能顶住。

★既无从选择外物，那只有脱胎换骨。

★体内有巨大潜能，有信心就能成功。

★让忧虑随风而去，消失得无影无踪。

★任世间风起云涌，我独享一份宁静。

★需要点阿Q精神，用不着羡慕别人。

★人生快乐存乎心，影响行动是情绪。

★自信人生二百年，会当击水三千里。

★老人喜欢黄昏颂，满月青山夕阳照。

★童心不忘寿自长，忙中能乐也益寿。

★知足常乐最健康，嘻嘻哈哈一百岁。

★功名利禄过眼忘，荣辱毁誉不上心。

★没事瞎生气，最伤免疫力。

★忍泣者易损，忍忧者易伤。

★冲动是魔鬼，冷静益无穷。

★处理好心情，才能处理事情。

★付之一笑世间事，便能活出大境界。

★思虑太多就会失去做人的乐趣。

★世界上是没有任何事情值得忧虑的。

★ "学会遗忘"是一把能斩断坏情绪的利剑。

★ 心态要平和，常对自己说："不要紧"。

★ 心平气和是福，心急易怒是祸。

★ 要活好，心别小；善制怒，寿无数。

★ 火气上来了，福气就下去。

★ 多一些阿Q精神，成为自己的心理医生。

★ 只有自信的人才最有魅力。

★ 得意淡然，失意泰然；穷富不计，宠辱不惊。

★ 平和"和"从容"，长寿好心态。

★ 面对挫折和不幸，笑是最好的应对。

★ 上帝忠告全人类，人人应有好心态。

★ 绝对不能失希望，有了希望有奇迹。

★ 没病没灾有吃穿，就是幸福该知足。

★ 信念能无坚不摧，是永恒的成功魔杖。

★ 平平淡淡万事随缘，平常人生无限魅力。

★ 若不能改变环境，你就要改变心境。

★ 有了强烈自信，任何事情有希望。

★ 冷静是一种智慧，人生的宝贵财富。

★ 宽容别人，解放自己；报复别人，自己也伤。

★ 要幸福很简单，喜欢的就争取，得到的就珍惜，失去的就忘记。

★ "即便如此，我已满足。"如此心态，健康之本。

★ 凡事换了一个角度，会有不一样的心情。

★ 心小了，世上所有的事都变大了；

　心大了，世上所有的事都变小了。

★ 既得之，则安之；既失之，亦安之。如此心态，神仙快矣。

★ 闭目能养神，静心能益智。

★心静则神安，话多则伤神。

★加强道德修养，有益养神增寿。

★修身养性一字诀：静。

★修身养性二字诀：静和忍。

★修身养性四字诀：慈、俭、和、静。

★要获得平静的心，先要将心灵腾空。

★宁静和淡泊，才是生活的真谛。

★忧愁思虑最伤神，存神止虑寿自长。

★静是长生之本，躁是死亡之泉。

★健康之道，重在养神；养神之要，重在静心。

★人生在世，最好的享受就是心情宁静。

★眼不见，心不烦，所以闭目最养神。

★心静则神安，神安则灾病不生。

★豪饮伤神，贪色灭神；多言损神，多思挠神。
  多忧郁神，久睡倦神；多动乱神，久读苦神。

★未闻少烦恼，不见少是非，少欲而知足，但求清静心。

★闭目养神八个字：放松入静，顺其自然。

★聚精会神是健康第一大法。

★自古圣贤皆寂寞。

★健康三宝：清静、平淡、少欲。

★举世皆从忙里老，几人肯向静中修。

★静在心，不在境，心静则无处不宁静。

★修身养性四大法宝：善良、宽容、乐观、淡泊。

★尽量保持耳目清静，避免有害信息干扰。

★知足常乐心安静，恬淡寡欲人长寿。

★闭目养神心眼安宁，身体安定疾病痊愈。

★人有三宝精气神，善养三宝可健康。

★精气足则神旺，精气虚则神衰。

★精是宝，勿轻泄；气是宝，勿轻发；神是宝，勿过劳。

★药补不如食补，食补不如动补，动补不如神补。

★神气坚强，老而弥壮。

★神在于养，情在于节；神满体健，益寿延年。

★德高增福寿，神静乐天年。

★开口神气散，饶舌是非生。

★得精者昌，失神者亡；保全元气，积精养神。

★心静则安，心动则疲；六神不定，到老是病。

★财多累身，欲多伤人；清心寡欲，清静养神。

★水静则清，人静则明；闭目养神，以静其心。

★多念则精散，多思则神怠。

★盛怒多伤气，忧伤必伤神。

★怡畅情怀，形神安静；灾病不生，福寿永存。

★宽容大度胜良药，宁静愉快是良医。

★健康贵在养心，养心贵在静心。

★日发千言，不损自伤；话多伤神，吉人寡言。

★一日清闲一日福，静心寡欲享天年。

★常提醒保持平常心，去领悟幸福的真谛。

★人生的成功与快乐，源自内心的平静与充实。

★宁静是智慧之源、健康之本。

★少一些争强好胜的浮躁，多几分淡泊宁静的平和。

★遇大事静心为先，遇险滩宁静致远。

★内心如果平静，身体就不会有疾病。

★有了淡泊宁静之心，才有健康百岁之身。

★修心要有耐心，乐于寂寞淡泊。

★静能健康，静能开悟，静能生慧，静能明道。

★心不静，神不宁；神不宁，事不明。

★静为长生之本，躁为百病之源。

★小隐隐于林，大隐隐于市。

★欲心静必先心清，心静后方能心更清。

★心态平静身体安，无缝可钻疾病无。

★若没有平静的心，就没有平安的事。

★安神静心健康宝，千年古训静健康。

★心情愉快的人，天天都是节日。

★把快乐的香水喷洒在别人身上时，总有几滴溅到自己。

★牛吃青草鸡吃谷，各人自有各人福。

★忍耐是快乐之门。

★在一生幸福中，长寿是最大的幸福。

★不懂得心存感激的人，领悟不到快乐的真谛。

★大忙人往往是最快乐的人，因为他没有时间去想自己快乐不快乐。

★要想获得快乐，就别让自己过得无精打采。

★笑看人世沉浮，淡泊名利得失。

★平和从容乐观，天天幸福快乐。

★处处有幸福，时时有幸福，用心去感悟，生活真幸福。

★富莫大于知足，乐莫大于无忧。

★心平气和，万福皆至。

★神仙之道，只生欢喜不生愁。

★生不带来，死不带去；谁领悟了，谁就幸福。

★幸福需要常常提醒，幸福需要养成习惯。

★懂得欣赏，就能快乐；享受诗意生活，幸福就在身边。

★幸福生活就是接受一切，享受一切。

★真正的快乐就是"要眠即眠，要坐即坐。"

★钱多钱少都要活得高兴，人生在世需要及时行乐。

★心以为乐，则是境皆乐；心以为苦，则是境皆苦。

★拥有淡泊宁静的心态，便是人生难得的幸福。

★顺其自然，量力而行；随遇而安，幸福快乐。

★快乐是世界上最好的化妆品。

★要想得到快乐，不是增加财富，而是降低欲望。

★快乐有一点像感冒，传染得很快。

★无病无灾就是福。

★胸襟开阔是长寿之本，心地善良是快乐之源。

★知足者常乐，善笑者长寿。

★一时欢乐一时仙，不怕明天塌了天。

★高高兴兴精神好，烦烦恼恼人病倒。

★长寿虽然好，健康更重要，如何能求得？劝君开怀笑。

★一日三笑，人生难老；一日三恼，不老也老。

★笑是身心健康的法宝，一天笑三笑，可活百岁了。

★健康益寿无定法，情绪乐观推首功。

★平安简单生活，便是快乐和幸福。

★适度是健康之母，乐观是长寿之源。

★人生不是幸福的单行道，旅途上有快乐也有痛苦。

★快乐常伴，幸福无限。

★心理快乐消百病，嘻嘻哈哈添寿命。

★健康之道，眉开眼笑；笑口常开，青春常在。

★心情欢畅，菜甜饭香；有说有笑，阎王不要。

★气气恼恼要得病，快快乐乐活长命。

★小事糊涂为上策，生活潇洒心快乐；忧愁烦恼全抛却，笑吟常悟健康诀。

★乐一乐，忘烦恼；乐一乐，容颜俏；乐一乐，十年少；乐一乐，幸福到。

★只有与众同乐的人，才能感到其乐无穷。

★要充分享有快乐的价值，必须有人共享。

★喜悦是健康的花朵。

★快乐就是健康，忧郁就是疾病。

★健康和愉快互为因果。

★清静在心不在境，悠闲自在福寿来。

★对生活乐观的人，生活必报之以甜蜜。

★平安二字值千金，人有平安就是福。

★含着微笑入睡，满怀快乐起床。

★健康长寿乐中求，人生真谛记心头。

★高薪不如高寿，高寿不如高兴。

★人生苦短，快乐为先；常开笑口，幸福连连。

★快乐的秘诀就是不为难自己。

★为自己喝彩鼓掌，不在意别人眼光。

★幸福不在拥有的多，而是计较得少。

★快乐不在环境，而在心境。

★幸福不能指望别人，唯有自求才能多福。

★鞋子的大小只有脚知道，幸福不幸福只有自己知道。

★草屋里有笑声，宫殿里有悲哭。

★不为昨天悔恨，不为明天担忧，只想今天快乐。

★幸福的本质是你具有了良好的心态。

★人的不幸有千万种，而幸福的人只有一种，即心态平和、知足常乐的人。

★有钱难买清闲福，清闲自是神仙福。

★除却钱财烦恼少，无烦无恼即神仙。

★养成快乐的习惯，与快乐常伴，生活就充满了希望。

★人生苦短，不要忘记及时行乐。

★烦恼是自己找的，快乐是自己体会的。

★只有简单着，才能从容着，才能快乐着。

★需要的时候得到满足，就是一种幸福。

★活着一天就是有福气，就应珍惜。

★生命是自己的，毫无疑问，我们该为自己快乐地活着。

★有心就有福，有愿就有力；自造福田，自得福缘。

★幸福存在于各种各样的心安理得的状态中。

★内心清静，福音常在；福由心生，心造幸福。

★只有心里知足，才能感到永久的快乐。

★慢慢地品味，幸福无处不在。

★知足常乐，生命的本质在于追求快乐。

★乐观是第一享受，健康是第一财富。

★笑面人生，其乐无穷；直面人生，其味无穷。

★粗衣淡饭随缘过，一日清闲一日仙。

★微笑是健康和长寿的最好补药。

★要想健康长寿，学会自己找乐。

★幸福快乐时刻在你身边，关键是你是否想去发现。

★一个人的兴趣越多，其快乐的机会就越多。

★充分享受过程的乐趣，不必在意成果和前途。

★作恶的人日夜愁闷，行善的人日夜欢乐。

★平生不作亏心事，世上应无切齿人。

★前留三步好行走，后留三步可回旋。

★一身做不得两事，一时挂不得二心。

★有了老婆不愁孩，有了木匠不愁柴。

★放着鹅毛不知轻，顶着磨子不知重。

★举手不打无娘子，开口不骂赔礼人。

★逢人且说三分话，未可全抛一片心。

★是非只为多开口，烦恼皆因强出头。

★心正不怕影儿斜，脚正不怕倒踏鞋。

★学做鲲鹏飞万里，不当燕雀恋小巢。

★心之逸者其神完，观之达者其行固。

★修己以清心为要，涉世以慎言为先。

★眼前多少难堪事，自古男儿当自强。

★人生待足何时足，未老得闲始是闲。

★求福须求长远福，取财应取正当财。

★莫问前程行好事，与人方便利自己。

★天赐清闲过日脚，更要充分去享受。

★万事随缘安乐法，莫求好处一边行。

★人生道路本不平，成败得失要看淡。

★真理过头成谬误，压力过头命压垮。

★有烦有恼皆苦海，人若无事即神仙。

★须有老庄书，处尘世亦仙。

★你的思路定出路，换个思路更多路。

★不要以为己不幸，比我不幸多的是。

★活着一天就是福，人生无常该珍惜。

★说句谎话何苦呢，要用十句去圆谎。

★认为自己很弱小，我们就会成弱小；

认为自己很伟大，我们就会成伟大。

★你若看不起别人，别人就看不起你。

★常常与人较是非，你的肚量有多大?

★人不知亲苦知亲，心不知近苦知近。

★别人求我三月春，我去求人六月霜。

★肯在热灶里烧火，不肯在冷灶里添柴。

★一年之计在于春，一生之计在于勤。

★吃了五谷想六谷，做了黄帝想登仙。

★有钱常记无钱日，莫待无钱思有钱。

★成功之难如登天，覆败之易如燎毛。

★长江后浪推前浪，一辈新人赶旧人。

★人恶人怕天不怕，人善人欺天不欺。

★日间不做亏心事，夜半敲门不吃惊。

★东山的老虎要吃人，西山的老虎也吃人。

★一时之胜在于力，千古之胜在于理。

★易长易退山溪水，易反易复小人心。

★有意栽花花不活，无心插柳柳成荫。

★善有善报恶有恶报，不是不报时候未到。

★不夸己能不扬人恶，自然就能广结人缘。

★罗马不是一天建成，拔苗助长欲速不达。

★凡事不可做太绝，要给别人留余地。

★你替人下一台阶，胜自己造一云梯。

★良好习惯成自然，成功来自好习惯。

★人人都各有所长，要发挥自己长处。

★要怀着一颗佛心，做世俗尘世之事。

★一半清醒一半醉，真真假假叫生活。

★塞翁失马，安知福祸。

★大千世界多怪事，见怪不怪怪自败。

★谁人背后无人说，哪个人前不说人。

★秀才遇到兵，有理说不清。

★等闲不管他人事，也无烦恼也无愁。

★多个朋友多条路，多个冤家多道墙。

★酒逢知己千盏少，话不投机半句多。

★万两黄金容易得，知己一个也难求。

★一个篱笆三个桩，一个好汉三个帮。

★一人气力挑一担，众人力量搬倒山。

★别在人前夸自己，莫在背后论是非。

★纸上得来终觉浅，绝知此事要躬行。

★不作风波于世上，但留清白在人间。

★草若无根不发芽，人若无志难奋发。

★常把一心行正道，自然天地不相亏。

★近来学得乌龟法，得缩头时且缩头。

★寄言后世艰难子，白日青天奋臂行。

★毁誉从来不可听，是非终究自分明。

★根深不怕风摇动，身正何愁影子斜。

★人生道路千万条，条条都能通罗马。

★岂能社会适应你，只有自己去适应。

★休将我语同他语，未必他心似我心。

★办酒容易请客难，请客容易待客难。

★有缘千里来相会，无缘对面不相逢。

★不计他人说长短，方显真人气度高。

★好为人师招麻烦，拜人为师助成长。

★得意之时放心里，随意自夸遭嫉恨。

★坐看世界变幻，坦然面对人生。

★坚强者，死之徒；柔弱者，生之徒。

★穷在闹市无人问，富在深山有远亲。

★是非场合，人用口我用耳；热闹场合，人向前我落后。

★天下熙熙，皆为利来；天下嚷嚷，皆为利往。

★欲速则不达，功到自然成。

★方法对事半功倍，方法错事倍功半。

★堪笑世人梦来醒，劳苦挣钱为哪般？

★放下屠刀，立地成佛；苦海无边，回头是岸。

★万事不可强求，随缘顺其自然。

★人生难有真圆满，输赢得失且笑看。

★万事随遇而安，尽心就是完美。

★车到山前必有路，船到桥头自会直。

★一勤天下无难事，功夫不负苦心人。

★心如止水鉴常明，见尽人间万物情。

★行端直则无祸害，无祸害则尽天年。

★天有不测风云，人有旦夕祸福。

★不同的人路不同，只做自己兴趣事。

★山重水复疑无路，柳暗花明又一村。

★赠人玫瑰手余香，行得春风有夏雨。

★世间万事怎能全，随时都要善了却。

★做过之事不埋怨，但求不要留烦恼。

★人生苦乐与俱生，不问帝王与百姓。

★轻霜冻死单根草，狂风难毁万木林。

★各人自扫门前雪，休管他人瓦上霜。

★各人吃饭各人饱，各人生死各人了。

★父子和而家不败，兄弟和而家不分。

★凤凰飞上梧桐树，自有旁人道短长。

★无病之身不知乐，病生始知无病乐。

★惹祸多说占八分，祸从口出慎言语。

★无事之家不知福，事生方知无事福。

★愚蠢人争财夺利，聪明人健康保健。

★不被批评世上无，笑着接受就是了。

★谦虚受益满招损，精诚所至金石开。

★自认为拥有财富，其实是被财拥有。

★只要已尽力而为，成与败并不重要。

★最大财富是希望，最大资本是健康。

★逞口舌一时之欢，是做人极大悲哀。

★学会变通是智者，不能死钻牛角尖。

★择比努力更重要，选择不对劲白费。

★多数人以貌取人，应注意打造形象。

★成大事者要专一，眉毛胡子不乱抓。

★吃勿穷来穿勿穷，算计勿来一世穷。

★舍去无价值的抱怨，自己就会变得快乐。

★为了更好生活，学会原谅生活。

★做人学学橡皮筋，能伸能屈大丈夫。

★只有痴心的父母，难得孝敬的儿郎。

★种田不熟不如荒，养儿不肖不如无。

★贫穷眼下不妨乐，纵病心中不与愁。

★事不能做得太绝，话不能说得太损。

★事若求全无可乐，人非看破不能闲。

★三寸舌为诛命剑，一张口是葬身坑。

★若非一番寒彻骨，焉得梅花扑鼻香。

★人生何处不相逢，莫因小怨动声色。

★人情莫道春光好，只怕秋来有冷时。

★人情冷淡何足怪，世态炎凉莫认真。

★人不求人一般大，水不流来一般平。

★倾家二字淫与赌，守家二字勤于俭。

★强中还有强中手，莫在人前夸海口。

★好儿不享祖上福，好女不穿嫁时衣。

★不分对象与场合，对牛弹琴自寻烦。

★做人不要太较真，难得糊涂真聪明。

★事不关己高高挂起，明知不对少说为佳。

★人有悲欢离合，月有阴晴圆缺。

★幸福人生的真理，只是藏在平淡中。

★世上没有救世主，命运掌握在自己。

★生日就是母难日，孝敬母亲感大恩。

★随意能广结人缘，高傲是封闭自己。

★不是别人孤立你，你先把人当异类。

★祸来能福之所倚，福到防祸之所伏。

★对无法改变的事实，除认命外无他法。

★人见利而不见害，鱼见食而不见钩。

★良药苦口利于病，忠言逆耳利于行。

★甜言美语三冬暖，恶语伤人六月寒。

★人串门子惹是非，狗串门子挨棒槌。

★阴天不见晴天见，白天不见晚上见。

★谁家灶突不冒烟，谁家锅底没有黑。

★今生不与人方便，念尽弥陀总是空。

★人情如纸张张薄，世事如棋局局新。

★铜盆撞了铁扫帚，恶人自有恶人磨。

★善恶到头终有报，只争来早与来迟。

★天上下雨地上滑，各人跌倒各人爬。

★入门须问枯荣事，观看容颜便得知。

★木偶不会自己跳，背后定有牵线人。

★成功人生的诀窍，经营自己的长处。

★为小事与人争论，是有害的愚蠢事。

★既然太阳有黑点，人世事情谁无错。

★好为人师遭人厌，人际交往的大忌。

★只管活你自己的，不必介意是非袭。

★仇恨不能化仇恨，唯有宽容才能化。

★说话不要攻击性，更不能具有杀伤力。

★用心倾听他人说，不要急于表看法。

★生活不能太固执，生活不能太清高。

★人为善，祸即远离；人为恶，福即远离。

★宗教是一种力量，能清洁我们心灵。

★心地善良做好事，良好心态年寿延。

★自灯灭法灯即灭，要好运得靠自己。

★你言语低调一点，可免去许多是非。

★病从口入，祸从口出。

★人生无常是规律，现有一切要珍惜。

★世上计谋千万条，深藏不露是高招。

★大道劝人三件事，戒酒除花莫赌钱。

★不比阔气比健康，从早到晚莫烦恼。

★父不忧心因子孝，夫无烦恼是妻贤。

★勤俭持家为上策，忍和处世是良谋。

★人前莫谈财，闲谈莫露富。

★积爱成福，积怒成祸。

★冷静应对一切，笑看风云变幻。

★一娇百病生，傲慢万人疏。

★沉默是金，言多必失。

★避开无谓的纷争，能免意外的伤害。

★沉默是诽谤的最好答复。

★苦难是人生的最好大学。

★少取反而能多得，贪多反而会落空。

★人生有缘才相聚，何必与人过不去。

★失意之时莫失态，得意之时莫忘本。

★人生如戏，全靠演技。

★承诺不轻信，故人不能负我；承诺不轻许，故我不会负人。

★细推物理须行乐，何为浮名羁绊我。

★不怕世人笑我傻，只忧世人俱我精。

★随遇而安，无祸即福。

★事不三思必有悔，人能百忍自无忧。

★欺人是祸，饶人是福。

★是非终日有，不听自然无。

★宝剑锋自磨砺出，梅花香自苦寒来。

★进一步波涛汹涌，退一步海阔天空。

★财能义取天加护，忍气兴家无祸殃。

★处事让一步为高，待人宽一分是福。

★有钱有酒多兄弟，急难何曾见一人。

★龙游浅水遭虾戏，虎落平阳被犬欺。

★马上不知马下苦，饱汉不知饿汉饥。

★临崖立马收缰绳，船到江心补漏迟。

★世上万般悲苦事，无过死别与分离。

★看人挑担不吃力，自己挑担压断脊。

★描金箱子白铜锁，外面好看里面空。

★妯娌多了是非多，小姑多了麻烦多。

★假装聪明不聪明，聪明反被聪明误。

★自夸其才者，必易得罪人。

★人人都有难言苦，家家都有难念经。

★钱再多是后人的，唯健康是自己的。

★没晴是雨没下透，下透了自然就晴。

★君子成人之美，小人成人之恶。

★智者不争口舌之胜，与人争辩最愚蠢。

★一生哪有多如意，万事但求半称心。

★公平是神话，看淡不平事。

★君子量大不争，小人气大不让；君子和气助人，小人斗气伤人。

★人生自古多艰辛，有谁相安过百年。

★人胜我无害，我胜人非福。

★水至清则无鱼，人之察则无友。

★人非圣贤谁无过？难得糊涂有朋友。

★凡事不必争明白，知作不知是高尚。

★气大伤身，忍者无敌。

★好批评他人，必招人怨恨。

★家家都有难念的经，人人都有难唱的曲。

★好言一句三冬暖，恶言一句六月寒。

★雄辩是银听是金，耐心倾听比说妙。

★处世让一步为高，待人宽一分是福。

★木秀于林风摧之，行高于人众诽之。

★弯曲反而能伸直，破旧反而能崭新。

★任凭世间沧桑变，我心平静身体健。

★吃亏一事益十事，吃亏一时乐一世。

★假装糊涂不糊涂，越是糊涂越智慧。

★自古真人不露相，大智若愚乐逍遥。

★踏破铁鞋无觅处，得来全不费工夫。

★莫将容易得，便做等闲看。

★饮半盏当知江河滋味，拾一叶尽晓人间秋凉。

★一叶知秋，触类旁通。

★低调做人，大智若愚。

★吃亏是福，忍为上策。

★成功，就是简单的事情重复做，重复做。

★年年岁岁花相似，岁岁年年人不同。

★不要争强好胜，尽量与世无争。

★人有隐私切莫说，人有短处切莫揭。

★话不说尽，事不做绝；以守为攻，圆滑处世。

★花无百日红，人无千日好。

★投其所好，不要说对方不爱听的话。

★你想人家怎样待你，首先你得怎样待人。

★存心羞辱别人的人，容易遭到别人报复。

★待人要平和，讲话勿刻薄。

★刚强终不胜柔弱。

★智者学会沉默，不会急于辩白。

★昨日种种昨日死，今日种种今日生。

★人生匆匆如梦，输赢何须计较。

★害人之心不可有，防人之心不可无。

★此路不通绕个弯，迂回应变达目标。

★睁一眼闭一眼，人也不能太老实。

★万事不能不认真，万事不能太认真。

★小事糊涂，大事计较。

★尽力了不一定最好，方法比勤奋更重要。

★有所作为是主动选择，有所不为是敢于放弃。

★处处绿杨堪系马，家家有路通长安。

★得饶人处且饶人，得理也要让三分。

★过犹不及，中庸最好。

★通常太过精明算计的人，都是活得相当辛苦的人。

★宁得罪君子，不得罪小人；若面对小人，应敬而远之。

★切莫贪图小便宜，总有一天要偿还。

★努力学会倾听，胜过十张利嘴。

★照顾到他人尊严，你就能得到人心。

★伸手不打笑脸人，客气礼多人不怪。

★生活如果一扇门关上了，必定有另外一扇门打开着。

★世上没有免费午餐，天上不会掉下馅饼。

★争论中没有赢家，不要逞口舌之快。

★会当凌绝顶，一览众山小。

★换一种思维方式，也许结果就不同。

★给他人留点面子，能让你受益终生。

★留得青山在，不怕没柴烧。

★有求皆苦，无求自静。

★知足得安宁，贪心易招祸。

★清者自清，浊者自浊。

★万事皆有缘，人生当随缘。

★害人之念不可有，行善之心应常存。

★竹密不妨流水过，山高岂碍白云飞。

★相斗俱伤，相让共得。

★君子坦荡荡（心胸宽广），小人长戚戚。（患得患失）

★一口饭吃不成胖子，心急吃不了热豆腐。

★有什么样的目标，就有什么样的人生。

★看破容易想开难，看破想开是神仙。

★良药苦口利于病，忠言逆耳利于行。

★爱人者人皆爱之，敬人者人皆敬之。

★只有先相信自己，别人才会相信你。

★最大幸福是快乐，最大幸运是平安。

★夫妻一条心，黄土变成金。

★有情千里心相印，无情对面隔山河。

★鸳鸯追野鸭，恐畏不成双。

★天涯何处无芳草，何必单恋一枝花。

★得意夫妻欣永守，负心朋友怕重逢。

★贫贱之交不可忘，糟糠之妻不下堂。

★男子有妻家有主，女子有夫室有梁。

★却愿在家相对贫，不愿天涯金烧身。

★哪个男儿不钟情，哪个少女不怀春。

★夫不嫌妻丑，妻不嫌夫贫。

★公鸡打架头对头，夫妻吵嘴不记仇。

★近不过夫妻，亲不过父母。

★妻财之念重，兄弟之情疏。

★贫贱夫妻百事哀。

★哪有舌头不碰牙，哪有夫妻不吵架。

★娘夸闺女不算夸，婆夸媳妇才算夸。

★不是因为漂亮而喜欢，而是因为喜欢才漂亮。

★情人眼里出西施。

★一代没好妻，三代没好子。

★海之阔填不下爱，天之大装不满情。

★快织无好布，快嫁无好家。

★心灵中的黑暗，只有知识才能驱散。

★闭门即是深山，读书便是净土。

★不患老而无威，只怕幼而不学。

★读了增广会说话，读了幼学知天下。

★两好合一好，一世合到老。

★两情相合，两心相印。

★两厢情愿，好接亲眷。

★男不单身，女不独自；男大当婚，女大当嫁。

★男怕入错行，女怕嫁错郎。

★男以女为宝，女以男为家。

★娶妻看娘，禾好靠秧。

★人之相爱，贵在真心。

★强摘的瓜不甜，强撮的婚姻不贤。

★娶妻娶德不娶色，交友交心不交财。

★少男切莫轻取身，少女切莫轻许身。

★无梁不成屋，无妻不成家。

★相爱在同心，同心情始真。

★心想谁身上，谁就最漂亮。

★一日夫妻，百世姻缘；姻缘相对，浪打不退。

★有情哪怕隔千里，无情哪怕门对门

★一日夫妻百日恩，百日夫妻比海深。

★夫妻和睦，一家之福。

★知冷知热是夫妻。

★妻子不贤，倒霉百年。

★母鸡司晨家不兴。

★枕边告状，一次便准。

★好汉难过娘子关。

★生则同食，死则同穴。

★少年夫妻老来伴。

★不看家中妻，但看身上衣。

★痴心女子负心汉。

★断弦犹可续，心去最难留。

★主妇是家里的顶梁柱。

★夫妻和好，白头到老。

★妻贤夫祸少，功名出闺阁。

★若要他爱你，还需你爱他。

★不要夫妻千担粮，只要夫妻好商量。

★夫妻本是同林鸟，大限来时各自飞。

★要热是火口子，要亲是两口子。

★不是冤家不聚头，恩爱夫妻不到头。

★家有贤妻，男人不遭横事。

★婆娘管汉子，金银满罐子。

★清油炒韭菜，各人媳妇各人爱。

★贤妇令夫贵，恶妇令夫败。

★银镜台前人如玉，金莺枕侧语似花。

★枕边的话像密罐子，不听也要信一半。

★有懦弱的丈夫，就有凶悍的妻子。

★好记性不如烂笔头。

★好铁要经三回炉，好书要经百回读。

★活到老学到老，学到八十仍嫌少。

★积钱不如教子，闲坐不如看书。

★没有比知识更好的朋友，没有比病魔更坏的敌人。

★拿华丽的衣服装饰自己，不如用知识武装自己。

★书山有路勤为径，学海无涯苦作舟。

★水滴集多成大海，读书集多成学问。

★玉不琢不成器；木不雕不成材；人不学不知理。

★造烛求明，读书求理；不学无术，读书便佳。

★种田不离田头，读书不离案头。

★最淡的墨水，也胜过最强的记忆。

★知识比金钱贵重，比刀剑锋利，比枪炮威力大。

★读书贵在疑，疑才获教益。

★谁家有过坏女人，谁的头发白得早。

★妇女照镜子越多，照管家务越少。

★一张床上说不出二样话。

★好主妇为一家之冠。

★丈夫是最后一个知道家丑的人。

★少年夫妻甜似蜜。

★静心读书能聚精会神，是很特殊的健康法宝。

★生活中自有健康方，书中自有长寿法。

★百病生于气，情深人不寿；怎样不生气，多看健康书。

★少年夫妻老来伴，夫妻吵架不当真。

★夫妻吵架不要赢，一方尽量先认输。

★为善最乐，读书便佳。

★一日无书，百事荒芜。

★有书真富贵，无事小神仙。

★早岁读书无甚解，晚年省事有奇功。

★走不完的天下路，读不尽的人间书。

★学海无涯勤是岸，云程有路志是梯。

★少壮不努力，老大徒伤悲。

★学问勤乃有，不勤腹空虚。

★学习可防衰，勤奋可延年。

★贤妻和健康是男人的至宝。

★世上有些男人对所有的女士都表现出最大的殷勤、礼貌和优良品质，唯独一位女士例外。

★夫妻本是鸳鸯鸟，一对栖时一对飞。

★少年不知勤学苦，老来方悔读书迟。

★十年寒窗无人问，一举成名天下知。

★书到用时方恨少，事非经过不知难。

★熟读唐诗三百首，不会吟诗也会吟。

★万般皆下品，唯有读书高。

★温故而知新，可以为师矣。

★赞美使婚姻永恒，宽容使婚姻幸福。

★抱怨使婚姻破裂，指责使婚姻埋葬。

★要想婚姻美满长久，宽容对方改变自己。

★中国文化家文化，地荒天老情不老。

★好婚姻幸福一世，好姻缘家业兴旺。

★结婚前睁大眼睛，结婚后半闭眼睛。

★爱情是理想，结婚是现实；二者分不清，自食痛苦果。

★享受世间清福，还数读书第一。

★天下所有事，还数读书好。

★读书和静坐，健康最佳法。

★人生漫漫路，好书伴你行。

★读书明理又舒心，保持愉快最有效。

★丈夫能干妻子贵，丈夫无能妻受罪。

★一儿一女是枝花，多儿多女是冤家。

★夫妻且说三分话，未可全抛一片心。

★夫妻无隔宿之仇，夫妻是打骂不开的。

★花对花，柳对柳，破畚箕对折笤帚。

★会嫁的嫁对头，不会嫁的嫁门楼。

★少年夫妻老来伴。

★干柴烈火，一拍就合。

★丑妇家中宝。

★宁拆三座庙，不破一家婚。

★姻缘五百年前定。

★黑发不知勤学早，白首方悔读书迟。

★宝剑不磨要生锈，人不学习要落后。

★补漏趁天晴，读书趁年轻。

★吃饭不嚼不知味，读书不想不知意。

★蠢家伙贪求的是钱财，聪明人珍藏的是知识。

★蜂采百花酿甜蜜，人读群书明真理。

★读书破万卷，下笔如有神。

★读书有味千回少，对客无情一语多。

★多读有用书，少做无益事。

★读万卷书，行万里路。

★读书百遍，其义自见。

★读书好处心先宽，立雪深时道已传。

★读书贵以明，学艺贵求精。

★不患人不知，惟患学不至。

★好书不厌百回读，深钻细研意自新。

★积德百年元气厚，读书三代雅人多。

★既耕亦已种，时还我读书。

★旧书不厌百回读，熟读深思义自知。

★开卷有益，温故知新。

★君子之学，死而后已。

★两耳不闻窗外事，一心只读圣贤书。

★鸟笨先飞先入林，人笨寻学早入门。

★勤学又勤问，不愁无学问。

★人家不必论贫富，唯有读书声最佳。

★只要有书读，生活就美好。

★万病皆可心药医，心药还靠读书求。

★人心不可太过劳，人心不可太过逸；唯有书卷可养之，书卷养心最奇妙。

★学而第一须当记，养子休教不读书。

★做到老，学到老，九十九岁还学巧。

★房子里没有书籍，就像人没有灵魂。

★锻炼增强体质，读书增长智慧。

★读书给人以乐趣，给人以光彩，给人以才干。

★病来如山倒，病去如抽丝。

★吃饭少一口，睡觉不蒙首；老婆长相丑，活到九十九。

★没钱买肚肺，睡觉养精神。

★千打扮来万打扮，健壮无病最好看。

★千金难买老来瘦，百岁少见胖大汉。

★健康是谋生的开始，健康是幸福的根本

★熟米粥，独身宿，勤洗脚，寿命足。

★知识是最大的财富，健康是最大的幸福。

★享受未来美好生活，在于今朝强身健体。

★欲得长生，肠中常清；欲得不死，肠中无渣。

★常有小病则慎疾，常亲小劳则身健。

★洪水未到先垒坝，疾病未来先预防。

★恼一恼，老一老；笑一笑，少一少。

★人未伤心不得死，花残叶落是根枯。

★有愁皆苦海，无病即神仙。

★心病终须心药治，解铃还须系铃人。

★人到中年万事忙，掌握节奏保健康。

★今年笋子来年竹，少壮体强老来福。

★健康投资无风险，获利丰厚受益长。

★尤其得病求医忙，不如平时早预防。

★无病不知有病苦，有病才知无病福。

★三十岁以前人找病，四十岁以后病找人。

★年轻的时候用健康换钱，年老的时候用钱买健康。

★人不怕穷只怕病，药罐煮得金山尽。

★肚子害病嘴里得，眼睛害病手上得。

★医生做到老，越是胆子小。

★是药三分毒，无病不可补；是药三分毒，不可胡乱用。

★安定病人心，疾病去三分。

★人老脏器衰，用药防药害。

★不怕平常运气低，就怕病急乱投医。

★甘蔗没有两头甜，凡药都是双刃剑。

★小便畅流人长寿，小便异常追病由。

★药可治病亦致病，对症适量宜谨慎；擅自滥用危害大，食补神补疗效佳。

★养心莫善于寡欲，美意足乃以延年。

★自身有病自心知，身病还将心自医。

★心胸坦荡荡，身体健壮壮；心情乐悠悠，身体雄赳赳。

★心安则百络皆安，心忧则者百节皆乱；心乐则百年长寿，心悲则百病缠身。

★忧愁身上缠，多病寿命短，遇事动肝火，岁月不会多；

处事要谨慎，自身不受损。天天乐悠悠，寿命才会久。

★早起早睡，精神百倍；贪床贪睡，添病减岁。

★心大则百体皆通，心小则百体皆病。

★水停百日生毒，人闲百日生病。

★高高兴兴，没灾没病；不气不愁，活到百岁。

★菩萨合掌求菩萨，求医不如求自己。

★一个丑角进城，胜过一打医生。

★气大性烈无涵养，百病缠身遭祸殃。

★不生气，不犯愁，无病无灾到白头。

★要活好，心别小，善制怒，寿无数。

★说出口的话是药，闷在心里的事是病。

★小吵天天有，大吵三六九，烦恼不离身，多病又短寿。

★药对方，一口汤；不对方，一水缸。

★久病方知求药误，衰老方悔读书迟。

★贫无义士赠金银，病有高人说药方。

★不服老，人难老，振作精神抗衰老。

★白头虽老赤心存，人不畏老寿更长。

★不怕年老，只怕心老；童心常在，乐享天年。

★老牛自知夕阳短，不待扬鞭自奋蹄。

★空闲易老忙难老，忙中自有长寿经。

★老来忙碌体健康，有事做做寿命长。

★百岁老人性格好，少有脾气急躁的。

★老年人自信与否，影响着健康与寿。

★一切世人皆可笑，一切世事皆可笑。

★夕阳虽晚光不尽，倾洒余晖耀山川。

★人到老年勿过忙，掌握节奏保健康。

★叹老老得快，疑病病自生。

★童心未泯，青春常在；老有所为，余热生辉。

★上医治未病，中医治欲病，下医治已病。

★有病三分靠治疗，七分主要靠调养。

★药医不死病，佛渡有缘人。

★老有少年心，疾病去三分。

★疗身不若疗心，人疗不若自疗。

★生老病死谁能替？甜酸苦辣自品尝。

★体弱病欺人，体强人欺病。

★天上四时春为首，人间万福寿为先。

★寻气如寻病，消愁便消灾。

★与其得病请医生，不如没病讲卫生。

★越闲越懒，越懒越馋；不懒不馋，百病不生。

★只忙治病未预防，没有忙到点子上。

★常人突然瘦，必有三分忧。

★情急百病生，情舒百病除。

★人人归宿都是死，懂得规律不恐惧。

★健康贵在健大脑，好学不倦人长寿。

★心中常常含笑意，健康长寿自会来。

★缩胸弓背头下低，两腿无力步拖地。

★人生知足就是足，到老偷闲且是闲。

★牛老怕惊蛰，人老怕大寒。

★脸皮厚，能长寿。

★举世尽从愁里老，谁人肯向死前闲。

★学习可防衰，勤奋能延年。

★人当少年不努力，到了老年空着急。

★打石看石纹，看病看病根。

★气不爽则气不顺，气不顺则疾病生。

★檀木越老身越硬，苏木越老心越红。

★处事莫烦恼，烦恼容易老。

★记得少年骑竹马，看看又是白头翁。

★人寿百年能几何，后来新妇今成婆。

★光阴如箭催人老，日月如梭不待人。

★一头白发催将去，万两黄金买不回。

★白首功名原未晚，笑人四十叹头颅。

★贫不卖书留子读，老犹栽竹与人看。

★堂上二老是活佛，何须灵山朝世尊。

★老人不讲古，后人会失谱。

★五十不造屋，六十不种树，七十不制衣。

★百病自有百法医，只怕有病乱投医。

★今天不健康，明天养医生。

★姜老辣味大，人老经验多。

★马老能识途，人老经验多；不听老人言，吃亏在眼前。

★松越老越发青，人越老越精明。

★家里有个多嘴公，十个禾仓满咚咚。

★人见白头嗔，我见白头喜；多少少年亡，不到白头死。

★家有一老，犹如一宝，有了疑难，问之便晓。

★生姜还是老的辣，八角还是老的香。

★甘蔗老来甜，辣椒老来红；酒陈味道醇，人老见识广。

★不可以少年而自恃，不可以年老而自欺。

★好药难医心头烦，黄金难买少年时。

★花有重开日，人无再少年；时光不再来，青春不常在。

★谁真正懂得生命的宝贵，谁就真正懂得时间的价值。

★禾怕秋后虫，人怕老来穷。

★养儿防老，不如"积谷防饥"。

★儿孙自有儿孙福，莫为儿孙做牛马。

★少年贫穷不算穷，老来贫穷穷死人。

★患病需要好医生，人老需要好伙伴。

★金钱不是万能的，但没有金钱是万万不能的。

★畏老忧老老病快，不畏不忧老病除。

★生活充实适当忙，没有时间觉得老。

★历经世事悟真理，平平淡淡才是福。

★人生自古谁无死，越不怕死越不死。

★寿比南山不老松，福如东海长流水。

★云卷云舒随风意，花开花谢任风勤。

★识医者，多高寿。

★人老不坠少年志，白头惟有赤心在。

★人老心不老，人穷志不穷。

★六十不借债，七十不过夜。

★不比阔气比健康，从早到晚莫烦恼。

★返璞归真，顺其自然；健康妙理，大道至简。

★安分守己，安贫乐道；淡于名利，健康首务。

★月满则亏，物极必反；谦虚谨慎，长寿前提。

★我命在我不在天，健康长寿在人为。

★健康少不得家和，家和是幸福之泉。

★看儿童节目书画，得童记健康长寿。

★生活简单自然好，灵丹妙药总是笑。

★夕阳无限好，黄昏亦妖娆。

★拈花一笑任平生，莫叹七十学已晚。

★与世无争不问是非，心平气和自寻其乐。

★老来要逗自己乐，这是健康金钥匙。

★人到老年避三闲，闲话闲气和闲事。

★一生哪有真闲日，百岁仍有未了缘。

★莫道桑榆晚，红霞尚满天。

★失之东隅，收之桑榆。

★长寿的三个秘方：乐观、运动加和睦。

★生如春花灿烂，死如秋叶静美。

★暮年进取忘老至，人不思老老不至。

★七十不为稀，八十不算老，九十不少见，百岁不难找。

★聪明的人越老越聪明，无知的人越老越糊涂。

★裤带长，寿命短，一胖百病缠。

★三分医，七分养，十分防。

★寿夭休论命，修行在各人。

★没有长寿药，只有长寿法。

★老不添肉，少不掉膘；千金难买老来瘦。

★人人要有好脾气，脾气好了人人喜。

★人生有缘才相聚，何必与人过不去。

★人逢花甲第二春，我命在我不在天。

★生死乃天意自然，无须太悲哭伤身。

★不疑病也不惧病，乐观豁达治百病。

★最美不过夕阳红，健康活过一百岁。

★尽情享受老来福，欢度生命第二春。

★只因有了好脾气，所以才活大年纪。

★大千世界乱纷纷，我自安坐静我心。

★人和万物同一理，死生平常而自然。

★人不应死于愚昧，人不应死于无知。

★形神健康总原则，勤动脑体少杂念。

★抓紧和疾病赛跑，获胜奖健康长寿。

★最大疾病是恐惧，精神垮了才可怕。

★药补不如食补，食补不如心补。

★有了好心情，才有好身体。

★自古上医治未病，未病核心是健康。

★不似世人忙里老，得来闲暇养精神。

★人老心不老，人老志不衰。

★太公八十遇文王。

★伤什么都不能伤心。

★有钱四十称年老，无钱六十称英雄。

★百年随缘过，终身无烦恼。

★嗔怒催人老，心宽出少年。

★乐观人长寿，安乐最值钱。

★德高增福寿，神静乐天年。

★梳头浴脚长生事，临睡之时小太平。

★读书有味身忘老，作诗抒怀释忧愁。

★少讲话，慢开口，平安活到九十九。

★少而寡欲颜常好，老不求官梦也闲。

★坦白无忧愁，阎王不肯收；心欢天地宽，寿海大无边。

★乐观的人，牙齿落完也不老。

★百病生于气，寿向乐中求。

★勤于书中寻欢乐，年逾古稀有童心。

★快快乐乐地生活，不负苍天的恩赐。

★健康其实很简单，就是健康好习惯。

★人自身百药齐全，人自己万灵俱备。

★解铃还须系铃人，心病还须心药医。

★心药关键是"心定"，"心定"先要血气足。

★积极心态战疾病，犹如精神原子弹。

★不良的心理状态，导致了心身疾病。

★一切顺其自然，最佳健康之道。

★善于放弃，亦是健康。

★事业专注，青春永驻。

★凡事想得开，疾病好得快。

★白云压不倒高山，年龄压不垮好汉。

★过度疲劳，追逐死亡。

★最好的医生是自己，最好的心情是宁静，最好的药物是时间，最好的医院是厨房。

★病由心生，医须医心。

★无忧便是安睡方，无烦没有高血压。

★生命在于运动，生命也在于抗争。

★公认的健康三宝，安静、快乐和节食。

★无问其病，以平为期。

★难得人生走一遭，快乐潇洒最重要。

★健康以避祸为先，健康以不伤为本。

★生动活泼的想象，能为健康多加分。

★健康的核心是：适者有寿。

★健康无术便是术，顺其自然是根本。

★健康重修德，心安寿自高。

★少要本分，老要风流。

★空闲易老忙难老，忙中自有长寿经。

★人人都怕老来穷，老来贫穷贫死人。

★生病起于过用，和之是谓圣度。

★长期无所事事，最能使人衰竭。

★日出而作，日落而息；放慢节奏，与世无争。

★健康慢中求，节能可长寿。

★细嚼慢咽保康健，静养也是强身宝。

★一分度量一分福，能忍便是有福人。

★老年唯自适，生计由儿孙。

★老有三知能长寿：知恩，知福和知足。

★老了要学会妥协，让一步心情舒畅。

★懒惰催人老，勤劳可延年。

★勤快是长寿的法宝，懒惰是健康的大敌。

★勤奋用脑，是推迟衰老的一个妙方。

★勤动脑，善思考，心明眼亮人不老。

★刀子越磨越锋利，脑子越用越灵活。

★腾不出时间娱乐的人，迟早会腾出时间来生病。

★白头丹心发余热，童颜鹤发焕青春。

★古代：七十三，八十四，再活世上无意思。

现代：七十三，八十四，高高兴兴活在世。

★吐痰不出怀，迎风泪出来；尿尿洒湿鞋，放屁屎出来；走路腿发软，个子短下来；人老疾病多，健康是首务。

★人生难得老来忙，海阔天空任翱翔。

★活着是寄宿，死了是回家；生死如来去，死活都自在。

★力微休负重，年老莫逞能。

★人老勿过忙，忙闲要适度。

六、诗·歌·诀

忍耐歌

清·石成金

忍耐好，忍耐好，忍耐二字真奇宝。

一朝之忿不能忍，斗胜争强祸不小。

身家由此破，性命多难保。

休逞财势结冤仇，后来要了不得了。

让人一步有何妨，量大福大无烦恼。

莫恼歌

清·石成金

莫要恼，莫要恼，烦恼之人容易老。

世间万事怎能全，可叹痴人受不了。

任你富贵和王侯，年年处处埋荒草。

放着快活不会享，何苦自己寻烦恼。

莫要恼，莫要恼，明日阴晴尚难保。

双亲膝下俱承欢，一家大小都和好。

粗布衣，茶饭饱，这个快活哪里讨。

富贵荣华眼前花，何苦自己讨烦恼。

颐人奇谈

清·胡澹奄

不忍一时有祸，三思百步无妨。

宽怀自解是良方，忿怒伤心染恙。

凡事从容修省，何须急躁猖狂。

有涵有养寿延长，稳纳一生福量。

不气歌

清·阎敬铭

他人气来我不气，我本无心他来气。

倘若生气中他计，气下病来无人替。

请来医生将病治，反说气病治非易。

气之为病太可惧，诚恐因病将命弃。

我今尝过气中味，不气不气真不气。

除烦恼歌

清·徐文弼

百年偶寄，何苦烦恼。天地缺陷，人生皆有。

生初坠地，哭声一吼。身落尘劫，烦恼居首。

烦字从火，内焚外燎。脏腑焦燥，形貌枯槁。

精因之摇，神因之扰。气因之丧，寿因之夭。

人固明之，烦恼自讨。气性之偏，习而难矫。

执迷者多，醒悟者少。古有歌词，名曰宝诰。

当烦恼时，心镜内照。譬如此身，冥冥杳杳。

坠地以前，归土以后。此生都无，烦恼尽扫。

持诵斯言，永年可保。

莫忧虑

宋·陆游

车到山前必有路，船到桥头自然直，

劝君不要多忧虑，天下无有不了事。

君子坦荡荡，庸人长戚戚，

坦坦荡荡乐长命，悲悲戚戚恼成病。

百忍歌

唐·张公义

百忍歌，歌百忍。

忍是大人之气量，忍是君子之根本。

能忍夏不热，能忍冬不冷。

能忍贫亦乐，能忍寿亦永。

贵不忍则倾，富不忍则损。

不忍小事变大事，不忍善事终成恨。

父子不忍失慈孝，兄弟不忍失爱敬。

朋友不忍失义气，夫妇不忍多争竞。

刘伶败了名，只为酒不忍。

陈灵灭了国，只为色不忍。

石崇破了家，只为财不忍。

项羽送了命，只为气不忍；

如今犯罪人，都是不知忍。

古来创业人，谁个不是忍。

百忍歌，歌百忍。

仁者忍人所难忍，智者忍人所不忍。

思前想后忍之方，装聋作哑忍之准。

忍字可以走天下，忍字可以结近邻。

忍得淡泊可养神，忍得饥寒可立品。

忍得勤苦有余积，忍得荒淫无疾病。

忍得骨肉存人伦，忍得口腹全物命。

忍得语言免是非，忍得争斗消仇憾。

忍得人骂不回口，他的恶口自安靖。

忍得人打不回手，他的毒手自没劲。

须知忍让真君子，莫说忍让是愚蠢。

忍时人只笑痴呆，忍过人自知修省。

就是人笑也要忍，莫听人言便不忍。

世间愚人笑的忍，上天神明重的忍。

我若不是固要忍，人家不是更要忍。

事来之时最要忍，事过之后又要忍。

人生不怕百个忍，人生只怕一不忍。

不忍百福皆雪消，一忍万祸皆灰烬。

佛教不气歌

佚名

他人气我我不气，我的心中有主意。

君子量大如天地，好坏事物包在里；

小人量小不容人，常常气人气自己。

世间事物般般有，岂能尽如我心意？

弥勒菩萨笑哈哈，大着肚子装天地。

他人若骂我，当着小儿戏，

高骂上了天，低骂入了地。

我若真该骂，给我好教益，

我若无那事，他是骂自己。

吃亏天赐福，让人懂道理，

若不学忍让，气上又加气。

因气得了病，罪过无人替，

多少英雄汉，因气亡了命。

想到死亡时，其事过得去，

他人来气我，我偏不生气。

一句阿弥陀，万病皆化气。

戒怒歌

东晋·许逊

君不见，

大怒冲天贯斗牛，擎拳嚼齿怒双眸。

兵戈水火亦不畏，暗伤性命君知否？

又不见，

楚霸王、周公瑾，疋马乌江空自刎。

只因一气殒天年，空使英雄千载忿。

劝时人，须戒性，纵使闹中还取静。

假若一怒不亡躯，亦致血衰生百病。

耳欲聋，又伤眼，谁知怒气伤肝胆？

血气方刚宜慎之，莫待临危悔时晚。

忍字歌

佚名

须知忍让真君子，莫道忍让是愚蠢，

忍事大人之气量，忍事智者之根本。

忍字可以走天下，忍字可结近邻，

忍得语言免是非，忍得争斗消仇恨。

忍得淡泊可静神，忍得口福保康健，

事来之时最要忍，不忍小事变大事。

人生不怕百个忍，人生只怕一不忍，

不忍百福皆动摇，一忍万祸皆消失。

莫愁歌

清·石成金

无事莫生愁。苦奔忙，未肯休，清风明月谁消受？

财多越求，官高越谋，人心不足何时够？

急回头，百年难得，一切不须忧。

无事莫生愁。笑贪人，似饵钓，奔波劳碌无宁候。

万里封侯，腰缠未休，名缰利锁牢拴就。

急回头，流光迅速，不为少年留。

无事莫生愁。住山林，学隐流，松篁掩映窗前后。

布胜绫绸，菜胜珍馐，枝头花鸟皆吾友。

好优游，酣然一觉，蝴蝶梦庄周。

无事莫生愁。访名儒，伴道流，本业面目宜参究。

福是人修，闲是人偷，夜游秉烛明如昼。

好优游，何荣何辱，呼马任呼牛。

无事莫生愁。爱观山，喜泛流，酒炉茶灶消清昼。

言多招尤，事多招羞，闭门一榻羲皇候。

好优游，闲是闲非，总不到心头。

莫生气

佚名

人生就像一场戏，因为有缘才相聚。

相扶到老不容易，是否更该去珍惜？

为了小事发脾气，回头想来又何必？

别人生气我不气，气出病来无人替。

我若气死谁如意，而且伤神又费力。

邻居亲朋不要比，儿孙琐事随他去。

吃苦享乐在一起，神仙羡慕好伴侣。

万空歌

唐·悟空和尚

天也空，地也空，人生渺渺在其中；

日也空，月也空，东升西落为谁动？

金也空，银也空，死后何曾握手中！

妻也空，子也空，黄泉路上不相逢；

利也空，名也空，转眼荒郊土一封！

戒怒诗

清·张英

何者损灵府，盛怒为其端。

目张可决眦，发上可冲冠。

蓬勃满胸臆，暴烈催肺肝。

嗟此方寸地，气血如澜翻。

柔肠走车轮，雷电相击抟。

于物了无害，清虚先自残。

融洽风日丽，辽阔天宇宽。

光景常内照，当作如是观。

语子解脱法，恬舒神自安。

自觉控制情感

唐·白居易

朝哭心所爱，暮哭心所亲。

亲爱零落尽，安用身独存？

悲来四肢缓，泣尽双目昏。

所以年四十，心如七十人！

誓以智慧水，用洗烦恼尘。

偶作

唐·孟郊

道险不在广，十步能摧轮。

情忧不在多，一夕能伤神。

颂

宋·无门和尚

春有百花秋有月，夏有凉风冬有雪。

若无闲事挂心头，便是人间好时节。

人贵有精神吟

宋·邵雍

怒以是为非，喜以非为是。

怒是善人疏，喜是小人比。

败国与亡家，鲜有不由此。

无题

唐·寒山

嗔是心中火，能烧功德林。

欲行菩萨道，忍辱护真心。

心安吟

宋·邵雍

心安身自安，身安室自宽。

心与身俱安，何事能相干。

谁谓一身小，其安若泰山。

谁谓一室小，宽如天地间。

自遣

唐·杜荀鹤

粝食粗衣随分过，堆金积玉又如何？

百年身后一丘土，贫富高低争几多？

春阴

宋·邵雍

花好难久观，月好难久看。

花能五七日，月止十五圆。

圆时仍龃龉，开处足摧残。

风雨寻常事，人心何不安。

忍耐诗

民国·步翼鹏

气是无名火，不可不忍耐。

忍则身无辱，耐则身无害。

不忍或不耐，小事反成大。

争讼向公门，未卜成与败。

费尽金和银，烦恼作一块。

何不忍些儿，快活常自在。

豁达诗

佚名

风吹帽落不回头，门庭冷落更自由。

物为我用不拜物，若遇不幸心不究。

对酒

唐·白居易

蜗牛角上争何事，石火光中寄此身。

随贫随富且欢乐，不开口笑是痴人。

心宽

元·邹铉

老迟因性慢，无病为心宽。

红杏难禁雨，青松耐岁寒。

不识如何唤作愁

宋·陆游

不识如何唤作愁，东阡南陌且闲游。

儿童共道先生醉，折得黄花插满头。

避暑有妙法

宋·温革

避暑有妙法，不在泉石间。

宁心无一事，便到清凉山。

养心歌

清·石成金

养我心，静我性，静养心性常安定。

养心寡欲是良方，孟子之言真足训。

莫将嗜欲累心思，富贵功名皆幻境。

知幻境，即知命，行止快乐无偏病。

慎言箴

金·李果

气乃神之祖，精乃气之子。

气者，精神之根蒂也。大矣哉！

积气以成精，积精以全神，必清必静，

御之以道，可以为天人矣。

有道者能之，予何人哉，切宜省言而已。

静箴

清·尤桐

君子健康，莫善于静。静如止水，静如明镜。

水止乃澄，镜明斯应。能明则诚，知止而定。

息气凝神，收视返听。厥心惟渊，其言也切。

好动多凶，或生悔吝。处既寡营，出言不竞。

道有行藏，色无喜愠。庶几优游，乐天知命。

养神十戒

清·金缨

戒豪饮，豪饮伤神。戒贪色，贪色灭神。

戒厚味，厚味昏神。戒饱食，饱食闷神。

戒多动，多动乱神。戒多言，多言损神。

戒多忧，多忧郁神；戒多思，多思扰神。

戒久睡，久睡倦神。戒久读，久读苦神。

戒暴怒以养其性

明·胡文焕

戒暴怒以养其性，少思虑以养其神。

省言语以养其气，绝私念以养其心。

自身有病自身知，身病还将心药医。

心境静时身亦静，生气却是病生时。

静中观动，忙里偷闲

佚名

从静中观物动，向闲处看人忙，才得脱俗超生的趣味。

遇忙处会偷闲，处闹中能取静，便是立身安命的功夫。

曹仙姑养神歌

选自遵生八笺

朝丧暮损人不知，气乱精神无所据。

细细消磨渐渐衰，用揭无和神乃去。

无心心即是真心，动静二忘为离欲。

神是性兮气是命，神不外驰气自定。

本来二物互相亲，失却将何为本柄？

混合为一复忘一，可与元化同出没。

眠石

宋·饶节

静中与世不相关，草木无情亦自闲。

挽石枕头眠落叶，更无魂梦到人间。

道家静心诀

佚名

冰寒千古，万物尤静，

心宜气静，望我独神，

心神合一，气宜相随，

相间若余，万变不惊，

无痴无嗔，无欲无求，

无舍无弃，无为无我。

道法静心诀

佚名

心若冰静，天塌不惊！

万变犹定，神怡气静！

虚空宁宓，浑然无物！

有无相生，难易相成！

份与物忘，同乎混涅！

天地无涯，万物齐一！

飞花落叶，虚怀若谷！

千般烦扰，才下心头！

即展眉头，灵台清幽！

心无挂碍，意无所执！

解心释神，莫然无魂！

水流心不惊，云在意具迟！

一心不赘物，古今自逍遥！

天津感事吟

宋·邵雍

水流任急性常静，花落虽频意自由；
不似世人忙里老，生来未始得开颜。

养神

庄子

水之性，不杂则清，
莫动则平，郁闭而不流，
亦不能清，天德之象也。
故曰：纯粹而不杂，静一而不变，
恬淡无为，动而以天行，此养神之道也。

静神

选自遵生八笺

无视无听，抱神以静，
行将自正。必静必清，
无劳汝形，无摇汝精，
可以长生。目无所见，
心无所知，耳无所闻，
汝神守形，形乃长存。

常寿乐

明·龚廷贤

老年应唱老年歌，哪有蓬莱与仙阁。
淡泊宁静明素志，涵养心中有太和。

穷欲自然神气爽，清心克制念头多。

广阔胸襟容四海，浩然正气弥六合。

青松不老人长寿，愿为鹊桥渡天河。

动处静得来

明·洪应明

静中静，非真静，

动处静得来，才是性天之真境；

乐处乐，非真乐，

苦中乐得来，才是心体之真机。

何处是仙乡

宋·邵雍

何处是仙乡，仙乡不离房；

眼前无亢长，心下有清凉。

静处乾坤大，闲中日月长；

若能安得分，都胜别思量。

为自建"息轩"题诗

宋·苏轼

无事此静坐，一日似二日。

若活七十年，便是百四十。

月下演东坡语

清·汪琬

自入秋来景物新，拖筇放脚任天真。

江上风月无常主，但是闲人即主人。

郭康伯保身卫生偈

元·邹铉

自身有病自身知，身病还将心药医。

心境静时身亦静，心生还是病生时。

绝句

唐·吕岩

息精息气养精神，精养丹田气养身。

有人学得这般术，便是长生不死人。

船夜援琴

宋·陆游

鸟栖鱼不动，月照夜江深。

身外都无事，舟中只有琴。

七弦为益友，两耳是知音。

心静即声澹，其间无古今。

江村

唐·杜甫

清江一曲抱村流，长夏江村事事幽。

自去自来堂上燕，相亲相近水中鸥。

老妻画纸为棋局，稚子敲针作钓钩。

多病所须唯药物，微躯此外更何求。

悠然见南山

晋·陶渊明

结庐在人境，而无车马喧。

问君何能尔？心远地自偏。

采菊东篱下，悠然见南山。

山气日夕佳，飞鸟相与还。

此中有真意，欲辨已忘言。

避暑松竹间

宋·陆游

双松五丈高，万竹一尺围。

上有林蝉鸣，下有涧鸟飞。

正午不见日，我来每忘归。

清诗忽陈前，永与世俗违。

直北有异境，烟灯连钓矶。

何当霜雪时，散发槲叶衣。

上乘莫如扃户坐

宋·陆游

室中恰受一蒲团，也抵三千世界宽；

上策莫如扃户坐，苦闲犹复取书看。

蔬青饭软枝梧老，窗白炉新准备寒。

堪笑此翁幽独惯，却嫌儿女话团圆。

夏日闲放

唐·白居易

时暑不出门，亦无宾客至。

静室深下帘，小庭新扫地。

褰裳复岸帻，闲傲得自姿。

朝景枕簟清，乘凉一觉睡。

午餐何所有，鱼肉一两味。

夏服亦无多，蕉纱三五事。

资身既给足，长物徒烦费。

若比箪瓢人，吾今太富贵。

晚起闲行

唐·白居易

皤然一老子，拥裘仍隐几。

坐稳夜忘眠，卧安朝不起。

起来无可作，闭目时叩齿。

静对铜炉香，暖漱银瓶水。

午斋何俭洁，饼与蔬而已。

西寺讲楞伽，闲行一随喜。

知福歌

清·石成金

人生尽受福，何苦不知足，思量愚昧苦，聪明就是福。

思量饥寒苦，饱暖就是福。思量负累苦，逍遥就是福。

思量离别苦，团圆就是福。思量刀兵苦，太平就是福。

思量牢狱苦，自由就是福。思量外出苦，在家就是福。

思量无后苦，有子就是福。思量疾病苦，健康就是福。

思量死来苦，活着就是福。苦境一思量，就有许多福。

可惜世人间，几个会享福。有福要能知，能知才享福。

我劝世间人，不要不知福。富贵非力求，迷途空禄禄。

人要笑歌

清·石成金

人要笑，人要笑，笑笑就能开怀抱。

笑笑疾病渐除消，笑笑衰老成年少。

听我歌，当知窍，极好光阴莫丢掉。

堪笑痴人死认真，劳苦枉作千年调。

从今快活似神仙，哈哈嘻嘻只是笑。

知足歌

清·石金成

人生尽受福，何苦不知足。思量事劳苦，闲着便是福。

思量疾厄苦，无病便是福。思量患难苦，平安便是福。

思量死来苦，活着便是福。也不必高官厚禄，也不必堆金积玉。

看起来一日三餐，有许多自然之福。我劝世间人，不可不知足。

快活歌

佚名

会享快活乐当下，会享快活除牵挂，

会享快活万事和，会享快活寿命长。

古人乐学歌

明·王良

人心本自乐，自将私欲缚。私欲一萌时，
良知还自觉，一觉便消除，人心依旧乐。
乐是乐此学，学是学此乐。不乐不是学，
不学不是乐。于乎！天下之乐，何如此学，
天下之学，何如此乐。

安居歌

明·沈石田

居之平安为福，万事分定要知足。
粗衣布履山水间，放浪形骸无拘束。
好展拳，爱种竹，花木数株喜清目。
涤烦襟，远尘俗，静里蒲团功更熟。
渴烹茶，饥煮粥，雅谈交游论心腹。
中则正，满则覆，推己及人人心服。
不妄动，不问卜，衣食随缘何碌碌。
遇饮酒，歌一曲，欢会无多歌再续。
常警醒，念无欲，世事茫茫如转轴。
人生七十古来稀，百岁光阴真迅速。
对青山，依水绿，造物同游何所辱。
及时勉励乐余年，一日清闲一日福。

古人知足歌

佚名

世间万事怎能全？有得此须就感天。

我虽淡饭充饱腹，还有饥渴难当叫可怜。

我虽布衣遮身暖，还有捉襟露肘冷凄然。

我虽小小房屋避风雨，还有破屋茅棚常漏天。

我虽儿女妻小多负累，还有孤苦独自眠。

我虽薄田几十亩，还有地无立锥壁冷然。

凡事但将下等比，我今所得已多矣。

及早知足莫妄想，安稳快活似神仙。

知足歌·咏衣服

明·冯公启

知足歌，知足歌，衣裳何必用绫罗。

布衣亦足遮身体，破衲胸中保太和，

君不见世间还有无衣者，霜雪侵肌可奈何！

请看破，莫求过，

鹑衣百结常知足，胜佩朝臣待漏刻。

裴度还带

元·关汉卿

花有重开日，人无再少年。

休道黄金贵，安乐最值钱。

长寿谱

清·石成金

要做快活人，切莫寻烦恼。

烦恼与快活，都是自家讨。

长寿诗

佚名

清慎为官本，和平养性方。

存真福自广，积德寿而康。

忠厚传家久，诗书继世长。

若能遵此言，万寿尽喜祥。

春日偶成

宋·程颢

云淡风轻近午天，傍花随柳过前川。

时人不识余心乐，将谓偷闲学少年。

水调歌头·寿梁多竹八十

宋·赵心豫

百岁人有几？七十人间稀。

何况先生八十，蔗境美如怡。

偶吟自慰·兼呈梦得

唐·白居易

且喜同年满七旬，莫嫌衰病莫嫌贫。

已为海内有名客，又占世间长命人。

耳里声闻新将相，眼前失尽故交亲。

尊荣富贵难兼得，闲坐思量最要身。

187

连芝同志诞辰为小诗祝之

董必武

贻我含笑花，报以忘忧草。

莫忧儿女事，常笑偕吾老。

老夫

唐·白居易

七八年来游洛都，三分游伴二分无；

风前月下花园里，处处唯残个老夫。

世事劳心非富贵，人间实事是欢娱；

谁能逐我来闲坐，时共酣歌倾一壶。

老人十乐

佚名

读义理字，学法帖字。澄心静坐，益友清谈。

小酌半醺，浇水种竹。听琴玩鹤，焚香煎茶。

登城观山，寓意弈棋。

百乐歌

正立

人生之乐，怡然自乐；处处有乐，时时有乐。

知足之乐。心宽之乐。平静之乐。淡泊之乐。

奋斗之乐。成功之乐。耕耘之乐。工作之乐。

读书之乐。写作之乐。助人之乐。仁爱之乐。

健康之乐。把帚之乐。按摩至乐。泡脚之乐。

沐浴之乐。暴背之乐。进取之乐。修心之乐。

幽默之乐。想象之乐。交友之乐。畅谈之乐。

倾诉之乐。理解之乐。忍让之乐。包容之乐。

赞美之乐。自知之乐。坦然之乐。自嘲之乐。

教子之乐。创新之乐。随缘之乐。看开之乐。

天伦之乐。睦邻之乐。尽孝之乐。感恩之乐。

忘年之乐。童心之乐。漫步之乐。静坐之乐。

旅行之乐。山水之乐。参与之乐。过程之乐。

小康之乐。节约之乐。厨艺之乐。睡眠之乐。

上网之乐。短信之乐。自由之乐。欣赏之乐。

观戏之乐。听曲之乐。书法之乐。作画之乐。

夏凉之乐。冬暖之乐。充饥之乐。解渴之乐。

玩牌之乐。垂钓之乐。种花之乐。收藏之乐。

舞蹈之乐。打球之乐。逛店之乐。玩笑之乐。

登山之乐。游泳之乐。气功之乐。练武之乐。

驾车之乐。美味之乐。玩月之乐。悠闲之乐。

移情之乐。放松之乐。赏雪之乐。溜冰之乐。

弹琴之乐。吟诗之乐。弈棋之乐。狂歌之乐。

潇洒之乐。当下之乐。简单之乐。苦中之乐。

信仰之乐。奉献之乐。活着之乐。寻乐之乐。

学习之乐。理想之乐。众乐之乐。安居之乐。

自寻其乐，其乐无穷；玩味百乐，长寿康乐。

快活

唐·白居易

可惜莺啼花落处，一壶浊酒送残春；

可怜月好风凉夜，一部清商伴老身。

饱食安眠消日月，闲谈冷笑接交亲；
谁知将相王侯外，别有优游快活人。

天地乐事

清·石天基

静坐之乐，读书之乐，赏花之乐，玩月之乐，
观画之乐，听鸟之乐，狂歌之乐，高卧之乐。

得欢当作乐

晋·陶潜

人生无根蒂，飘如陌上尘。
分散逐风转，此已非常身。
落地为兄弟，何必骨肉亲。
得欢当作乐，斗酒聚比邻。
盛年不重来，一日难再晨。
及时当勉励，岁月不待人！

水仙子·山居自乐

元·孙周卿

西风篱菊灿秋花，落日枫林噪晚鸦，
数椽茅屋青山下，是山中宰相家。
教儿孙自种桑麻，
亲眷至，煨香芋；宾朋来，煮嫩茶。
富贵休夸！

山坡羊·自警

元·乔梦荷

清风闲坐，白云高卧，面皮不受时人唾。

乐跎跎，笑呵呵，看别人搭套项推沉磨。

盖下一枚安乐窝，东，也在我；西，也在我。

闲适吟·之一

宋·邵雍

六尺眼前安乐身，四时争忍负佳辰。

温凉气候二八月，道义宾朋三五人。

量力杯盘随草具，开怀语笑任天真。

劝君似此清闲事，虽老何须更厌频。

怡情小录

徐勉

冬日之阳和煦，令人阳气生发；

夏日之荫爽快，令人心中不燥；

良辰美景怡志，令人情志舒畅；

页杖蹑履安步，令人血脉活通；

逍遥自乐悦心，令人意寿延年；

临池观鱼逸志，令人目润神爽；

披林听鸟清悠，令人耳聪志畅；

酌酒一杯轻身，令人疏风活血；

弹琴一曲悠扬，令人怡神养性；

能求此数刻之乐，养性宁心，舒畅情志，

必会使人健身延年。

笑一笑，少一少

选自"类修要诀"

笑一笑，少一少；恼一恼，老一老；

斗一斗，瘦一瘦；让一让，胖一胖。

坐忘铭

金·王重阳

常默元气不伤，少思慧烛闪光；

不怒百神和畅，不恼心地清凉；

不求无谄无媚，不执可方可圆；

不贪便是富贵，不苟何惧公堂。

酒色财气

佚名

酒色财气四堵墙，人人都在里面藏，

只要你能跳过去，不是神仙也寿长。

酒色财气

清·尤乘

酒色财气伤人物，多少英雄被它惑，

若能打退四凶魔，便是九霄云外客。

人生一世吟

佚名

前有万万年，后有万万世，

中间一百年能做多少事？

有生就有死，一生转瞬间，

难得走一遭，好好去享受。

好了歌

摘自"红楼梦"

世人都晓神仙好，唯有功名忘不了，

古今将相今何在？都在坟墓埋着呢。

世人都晓神仙好，唯有儿孙忘不了，

痴心父母古来多，孝顺儿孙谁见过。

古乐歌

佚名

苦也好，乐也好，苦乐人生滋味好。乐不忘苦，苦也能熬。

福也好，祸也好，旦夕祸福难预料。福能接纳，祸能承担。

富也好，穷也好，致富门路靠正道。富不奢侈，穷不潦倒。

褒也好，贬也好，不因褒贬受干扰。褒则淡然，贬则一笑。

成也好，败也好，志气二字勿丢掉。成则求稳，败则求教。

得也好，失也好，不应得失添烦恼。得能知足，失也勿躁。

宠也好，辱也好，宠辱不惊见情操。宠不得意，辱不恼怒。

恩也好，怨也好，恩恩怨怨勿计较。恩不图报，怨宜勾销。

忙也好，闲也好，忙闲适意莫胡闹。忙中有逸，闲不无聊。

生也好，死也好，活着一天要开心。当下多乐，死亦坦然。

惜欢

唐·王建

当欢须且欢，过后买应难。

岁去停灯守，花开把烛看。

狂来欺酒浅，愁尽觉天宽。

次第头皆白，齐年人已残。

半半歌

清·胡谵奄

看破浮生过半，半之受用无边。

半中岁月尽幽闲，半里乾坤宽展。

半郭半乡村舍，半山半水田园。

半耕半读半径尘，半士半民姻眷。

半雅半粗器具，半华半实庭轩。

衾裳半素半轻鲜，肴馔半丰半俭。

童仆半能半拙，妻儿半朴半贤。

心情半佛半神仙，姓字半藏半显。

一半还之天地，让将一半人间。

半思后代与沧田，半想阎罗怎见。

酒饮半酣正好，花开半时偏妍。

帆张半扇免翻颠，马放半缰稳便。

半少却饶滋味，半多反厌纠缠。

百年苦乐半相参，会占便宜只半。

学拙歌

清·石成金

世人笑我拙，谁知拙为贵；口拙无是非，事拙无冤对。

饭菜充我饥，不想珍馐味；布衣暖我身，不想绫绸被。

手拙不挥拳，时常笼袖内；脚拙不妄行，邪径早回避。

须择君子交，不入奸狡队；心中有主张，外面推聋聩。

不管短与长，不管幸与废；呵呵笑几声，嘻嘻吃一醉。

日间安稳坐，夜里安稳睡。行止依天良，俯仰都不愧。

济公活佛糊涂歌

佚名

兄弟姐妹皆同气，争什么？儿孙自有儿孙福，忧什么？

得便宜处失便宜，贪什么？美味食后成何福，馋什么？

死后一文带不去，吝什么？荣华富贵眼前花，傲什么？

冤冤相报几时休，结什么？世事如同棋一局，算什么？

聪明反被聪明误，巧什么？虚言折尽平生福，慌什么？

欺人是祸饶人福，卜什么？一旦无常万事休，忙什么？

限酒色财气

清·王梦吉

酒要少吃性不狂，戒花全身保命长。

财能义取天加护，忍气兴家无祸殃。

古人醒世歌

佚名

有有无无且耐烦，劳劳碌碌几时休。

人心曲曲弯弯水，世事重重叠叠山。

古古今今多变改，贫贫富富有循环。

将将就就随时过，苦苦甜甜总一般。

野草闲花满地愁，龙争虎斗几春秋。

抬头吴越齐秦楚，转眼梁唐晋汉周。

举世皆从忙里老，几人肯向死前休。

贤愚千载知谁是，满是蓬蒿共一丘。

马力牛筋为子孙，龙争虎斗闹乾坤。

战尘摩擦英雄老，杂气熏熏日月昏。

千载几人兴后代，百年总是幻游魂。

孔明若晓其中意，高卧南阳紧闭门。

人生悠生近为先，不静欲生心自然。

骑鹤归来城郭改，江湖无恙说兴亡。

名利驱人似火牛，几人平地把缰收。

但思古今英雄辈，哪个功名直到头。

人生虽有百年期，寿夭穷通莫须知。

折桂令

元·张养浩

想为官枉了贪图，

正直清廉，自有亨衢；

暗室亏心，纵然致富，天意何如？

白图甚身心受苦，

急回首暮景桑榆。

婢妾妻奴，玉帛珍珠，

都是过眼的风光，总是空虚！

196

百字铭

清·陆润庠

欲寡精神爽，思多气血衰。

少杯不乱性，忍气免伤财。

贵自辛勤得，富从俭约来。

温柔终有益，强暴必招灾。

善处真君子，刁唆是祸胎。

暗中休放箭，乖里藏些呆。

养性须养善，欺心枉吃斋。

衙门休出入，乡党要和谐。

安分身无辱，是非口莫开。

世人依此语，灾退福星来。

自在歌

佚名

自在自在真自在，自在二字谁不爱。

士农工商本分人，各起辛勤莫懈怠。

若是游手只好闲，自然饥寒家业败。

量留功夫享自在，这等自在才不碍。

不巴高，不学坏，不欠官粮不欠债。

他人骑马我不骑，他人妻儿我不爱。

他人骄傲我不较，他人奢华我不赛。

念痴嫉妒尽消除，落得心中常自在。

你怪我，我不怪，你辱我，我忍耐。

且来唱我快活歌，这个自在真自在。

劝世良方

明·憨山大师

红尘白浪两茫茫，忍辱柔和是妙方。

到处随缘延岁月，终身安分度时光。

休将自己心田昧，莫把他人过失扬。

谨慎应酬无懊恼，耐烦做事好商量。

从来硬弩弦心断，每见刚刀口易伤。

惹祸只因闲口舌，招愆多为狠心肠。

是非不必争人我，彼此何须论短长。

世界由来多缺陷，幻躯焉能免无常？

吃些亏处原无我，退让三分也无妨。

春日才看杨柳绿，秋风又见菊花黄。

荣华终是三更梦，富贵还同九月霜。

老病死生谁替得，酸甜苦辣自承当。

人从巧计夸伶俐，天自从容定主张。

谄曲贪嗔堕地狱，公平正直即天堂。

麝因香重身先死，蚕为丝多命早亡。

一剂养神平胃散，两盅和气二陈汤。

生前枉费心千万，死后空持手一双。

悲欢离合朝朝闹，富贵穷迫日日忙。

休得争强来斗胜，百年浑是戏文场。

顷刻一声锣鼓歇，不知何处是家乡！

训子

清·郑观应

人生富贵似烟云，道德能留亿万年。

休自殉名兼殉货，存心养性学先贤。

杂诗

晋·陶渊明

落地为兄弟，何必骨肉亲？

得欢当作乐，斗酒聚比邻。

盛年不重来，一日难再晨。

及时当勉励，岁月不饶人。

醒世恒言

明·冯梦龙

不争闲气不贪钱，舍得钱时结得缘。

除却钱财烦恼少，无烦无恼即神仙。

闲坐看书饴诸少年

唐·白居易

书中见往事，历历知祸福。

多取终厚亡，疾驱必先坠。

劝君少干名，名为锢身锁。

劝君少求利，利是焚身火。

拟寒山诗

宋·释怀深

人生重道德，不重多金银。

金银润汝屋，道德光汝身。

金银生盗贼，道德息贪嗔。

寻思富汉子，不如贫道人。

劝世

唐·吕岩

一毫之善，与人方便。一毫之恶，劝君莫做。

衣食随缘，自然快乐。算是甚命，问什么卜？

欺人是祸，饶人是福。天眼昭昭，报应甚速。

谛听吾言，神钦鬼伏。

忍与默

宋·陈直

百战百胜，不如一忍；

万言万当，不如一默。

叹世

明·唐寅

万事由天莫强求，何须苦苦用计谋？

饱三餐饭常知足，得一帆风便可收。

生事事生何时了？害人人害几时休？

冤家宜解不宜结，各自回头看后头。

道情

清·郑板桥

老书生，白屋中，说黄虞，道古风。

许多后辈高科中，门前仆从雄如虎，陌上旌旗去似龙。

一朝势落似春梦，倒不如蓬门闭巷，教几个小小门童。

人生世间一大梦

佚名

人生世间一大梦，梦长梦短皆是梦，

梦里何必苦认真，一觉醒来梦何在。

警世言

清·许旌杨

存心不善，风水无益；父母不孝，奉神无益；

兄弟不和，交友无益；行止不端，读书无益；

心高气傲，博学无益；作事乖张，聪明无益；

不惜元气，服药无益；时运不济，妄求无益；

妄取人财，布施无益；淫恶肆饮，阴鸷无益。

警公门人

清·罗念庵

身在公门好积公，莫施巧记害贫穷。

炉中有火休添炭，雪里生寒莫助风。

船到江心牢把舵，箭在弦上慢开弓。

当权若不行方便，念尽弥陀总是空。

送别

中国·李叔同

长亭外，古道边，芳草碧连天。

晚风拂柳笛声残，夕阳山外山。

天之涯，地之角，知交半零落。

一觚浊酒尽余欢，今宵别梦寒。

随贫随富且欢喜

佚名

蜗牛角上争何事，石火光中守此身。

随贫随富且欢喜，不开口笑是痴人。

一世歌

明·唐寅

人生七十古来少，前除幼年后除老，

中间光阴不多时，又有炎霜与烦恼。

花前月下得高歌，急需满把金樽倒。

世人钱多赚不尽，朝里官多做不了，

官大钱多心转忧，落得自家白头早。

春夏秋冬拈指间，钟送黄昏鸡报晓。

请君细点眼前人，一年一度埋荒草，

草里多少高低坟，一年一半无人扫。

警世

明·唐寅

贪图名利满世间，不如布衲道人闲。

笼鸡有食汤锅近，海鹤无粮天地宽。
富贵百年难保守，轮回六道易循环。
劝君早向生前悟，一失人生万劫难。

潇洒度日

佚名

任凭他，人情厚薄，世态炎凉；
我自有，悠闲岁月，潇洒度日。

退步原来是向前

佚名

手把稻秧插满田，低头便见水中天。
身心清静方为道，退步原来是向前。

家书

佚名

千里家书只为墙，让他三尺又何妨？
万里长城今犹在，不见当年秦始皇。

劝学

唐·颜真卿

三更灯火五更鸡，正是男儿读书时；
黑发不知勤学早，白首方悔读书迟。

读书

宋·陆九渊

读书切戒在慌忙，涵泳功夫兴味长；
未晓不妨权放过，切身需要急思量。

劝学诗

宋·朱熹

少年易老学难成，一寸光阴不可轻，
未觉池塘寸草梦，阶前梧叶已秋声。

读书有感

宋·朱熹

昨夜江边春水生，艨艟巨舰一毛轻，
向来枉费推移力，此日中流自在行。

读书有所见作

清·萧抡谓

人心如良苗，得养乃兹长；
苗以泉水灌，心以理义养。
一日不读书，胸臆无佳想；
一月不读书，耳目失清爽。

观书有感

宋·朱熹

半亩方塘一鉴开，天光云影共徘徊。
问渠那得清如许，为有源头活水来。

冬夜读书示子津

宋·陆游

古来学问无遗力，少壮功夫老始成；

纸上得来终觉浅，绝知此事要躬行。

怜思诗

明·宋应星

一个浑身有几何，学书不成学兵戈。

南思北想无安着，明镜催人白发多。

白鹿洞诗

唐·王贞白

读书不觉春已深，一寸光阴一寸金；

不是道人来引笑，周情孔思正追寻。

劝学诗

唐·韩愈

读书患不多，思人患不明。

患足已不学，既学患不行。

书院

宋·刘过

力学如力耕，勤隋尔自知，

但使书种多，会有岁捻时。

闲居书事

唐·杜荀鹤

窗竹影摇书案上，野泉声入砚池中；

少年辛苦终事成，莫问光阴隋寸功。

宋安淳秀才失解西归

宋·苏轼

旧书不厌百回读，熟读深思子自知；

他日名宦恐不免，今日栖迟那可追。

观书

明·于谦

书卷多情似故人，晨昏忧乐每相亲；

眼前直下三千字，胸次全无一点尘。

杂诗

晋·陶渊明

盛年不再来，一日难再晨。

及时当勉励，岁月不等人。

读书

清·法式善

读书如树木，不可求骤长。

植诸空山中，日来而月往。

露叶既畅茂，烟灯渐苍莽。

冬夜读书

宋·陆游

挑灯夜读书，油涸意未已。

亦知夜既分，未忍舍之起。

人生各有好，吾癖正如此。

所求衣食足，安稳住乡里。

茅屋三四间，充栋贮经史。

四傍设几案，坐倦时徙倚。

无声九韶奏，有味八珍美。

寝饭签帙间，自适以须死。

岂惟毕吾身，尚可传儿子。

此心何时遂？感叹岁月驶。

劝学文

宋·王安石

读书不破费，读书利万倍。

窗前读古书，灯下寻节义。

贫者因书富，富者因书贵。

读书姿势歌

佚名

脚放平，头挺直，眼离书本约一尺。

肩放平，头不偏，胸离桌子约一拳。

书本稳稳拿手中，还要稍稍向外斜。

条条要求牢牢记，坚持天天都练习。

劝学文

宋·真宗

富家不用买良田，书中自有千钟粟；

安居不用架高堂，书中自有黄金屋；

出门莫恨无人随，书中车马多如簇；

娶妻莫恨无良媒，书中自有颜如玉；

男儿若遂平生志，六经勤向窗前读。

四时读书乐

翁森

木落水尽天涯枯，迥然吾亦见真吾。

坐对韦编灯动壁，高歌夜半雪压庐。

地炉茶鼎烹活火，一清足称读书者。

读书之乐何处寻，数点梅花天地心。

四季读书歌

佚名

春读书，驱杂想，神专注，墨生香；

如饥如渴不懒惰，不负春色好时光。

夏读书，日正长，勤诵读，声朗朗；

骄阳如火无闲人，汗珠洒播孕希望。

秋读书，玉露凉，燕去雁来促我忙；

千金一刻莫虚度，老大无成空自伤。

冬读书，休闲忙，看经典，细思量；

挂角负薪效李密，囊萤映雪学孙康。

读书郎

宋扬

小嘛小二郎，背着那书包上学堂，

不怕太阳晒，也不怕那风雨狂，

只怕先生骂我懒呀，没有学问喽，无颜见爹娘。

小嘛小二郎，背着那书包上学堂，

不是为做官，也不是为面子光，

只为穷人要翻身哪，

不受欺辱呀，不做牛和羊。

欢乐婚姻歌

佚名

新郎新妇，今日成婚，同宣海誓，共证山盟，

会众欢乐，讴歌颂主，赖祖证婚，配合有凭。

主命二人，合为一体，终身偕老，地久天长，

疾病相扶，患难相助，痛苦同受，安乐同享。

赖主祝福，婚姻神圣，快乐齐眉，同守洁清，

神谐信约，美满家庭，有主同在，喜乐充盈。

长恨歌（节选）

唐·白居易

七月七日长生殿，夜半无人私语时。

在天愿作比翼鸟，在地愿为连理枝。

天长地久有时尽，此恨绵绵无绝期。

关雎

《诗经·国风》

关关雎鸠，在河之洲，

窈窕淑女，君子好逑。

枕上

清·赵翼

枕上得诗愁健忘，披衣起写残灯光。

山妻窃笑老何苦，几辈读书无比忙。

老伴

宋·姜特立

老人需老伴，旧事可重论。

今古不同调，后生难于言。

摸鱼儿

金·元好问

问世间情为何物？直教生死相许！

天南地北双飞客，老翅几回寒暑。

无题

唐·李商隐

相见时难别也难，东风无力百花残；

春蚕到死丝方尽，蜡炬成灰泪始干。

鹊桥仙（节选）

宋·秦观

柔情如水，佳期如梦，忍顾鹊桥归路。

二情若是长久时，又岂在朝朝暮暮。

青玉案·元宵（节选）

宋·辛弃疾

众里寻他千百度，蓦然回首，

那人却在，灯火阑珊处。

却病歌

清·石金成

人或生来血气弱，不会快活疾病作。

病一作，心要乐，心一乐，病都却。

心病还须心药医，心不快活空服药。

尤其病重无奈何，殀殀时时自斟酌。

且来唱我快活歌，便是长生不老药。

古人却病十法歌

佚名

静坐观空，觉四大原从假合，一也。

烦恼现前，以死譬之，二也。

常将不如吾者，强自宽解，三也。

造物劳我以形，遇病稍闲，反生庆幸，四也。

宿业现逢，不可逃避，欢喜领受，五也。

家室和睦，无交谪之言，六也。

众生各有病根，常自观察克治，七也。

风露谨防，嗜欲淡泊，八也。

饮食宁节勿多，起居务适勿强，九也。

觅高朋亲友，讲开怀出世之谈，十也。

五脏调养歌

明·息斋居士

饮食有节，脾土不池。

调息寡言，肺金自全。

动静以致，心火自定。

宠辱不惊，肝木以宁。

恬然无欲，肾水自足。

病家十要歌

明·龚廷贤

一择明医，于病有益，不可不慎，生死相随。

二肯服药，诸病可却，有等愚人，自家耽搁。

三宜早治，治则容易，如若大意，后果严重。

四绝色欲，自然无疾，倘若犯之，神医无术。

五戒恼怒，必须省悟，怒则火起，难以救获。

六息妄想，须当静养，念虑一除，精神自爽。

七节饮食，调理有则，过则伤神，太饱难克。

八慎起居，交际当少，稍若劳役，元气越虚。

九莫信邪，信之则差，异端诳诱，惑乱人家。

十勿惜费，惜之何谓，请问君家，命财谁贵。

十寿歌

清·佚名

一要寿，横逆之来欢喜受；二要寿，灵台密闭无情窦；

三要寿，艳舞娇歌屏左右；四要寿，远离恩爱和愁寇；

五要寿，俭以保贫常守旧；六要寿，平生莫遭双眉皱；

七要寿，浮名不与人相斗；八要寿，对客忌言娱清昼；

九要寿，谨防坐卧风穿牖；十要寿，断酒莫教滋味厚。

病家常见错误歌

清·程钟龄

病家误，早失计，初始抱恙不介意，

人曰虚兮病日增，总有良工也费气。

病家误，不直说，讳疾试医工与拙，

所伤所作只君知，纵有名家猜不出。

病家误，性燥急，病有回机药须吃，

药既相宜病自除，朝夕更医也不必。

病家误，不相势，病势沉沉急变计，

若再蹉跎时日深，恐怕回春无妙计。

病家误，在服药，服药之中有巧妙，

或冷或热要分明，食后食前皆有道。

病家误，最易怒，气逆冲胸仍不悟，

岂知肝木克脾元，愿君养性须回护。

病家误，苦忧思，忧思抑郁欲何之，

常将不如己者比，知得雄来且守雌。

病家误，好多言，多言伤气最难痊，

劝君默口存神坐，好将真气养真元。

病家误，染风寒，风寒散去又复还，
譬如城郭未完固，那堪盗贼更摧残。
病家误，不戒口，口腹伤人处处有，
食饮相宜中气和，鼓腹含哺天地久。
病家误，不戒慎，闺房衽席不知命，
命有颠危可若何？愿将好色人为镜。
病家误，救绝气，救气闭口莫闭鼻，
若连鼻子一齐扪，譬如入井复下石。

医家十要歌

明·龚廷贤

一存仁心，乃是良箴，博施济众，惠泽斯深。
二通儒道，儒医世宝，道理贵明，群书当考。
三通脉理，宜分表里，指下既明，沉疴可起。
四识病源，生死敢言，医家至此，始称专门。
五知运气，以明岁序，补泻温凉，按时处治。
六明经络，认病不错，脏腑洞然，今之扁鹊。
七识药性，立方应病，不辨温凉，恐伤性命。
八会炮制，火候详细，太过不及，安危所系。
九莫嫉妒，因人好恶，天理昭然，速当悔悟。
十勿重利，当存仁义，贫富虽殊，药施无二。

十叟长寿歌

徐徽

昔有行路人，海滨逢十叟。年皆百余岁，精神加倍有。
诚心前拜求，何以得高寿？一叟捻须曰，万勿涸烟酒。

二叟笑莞尔，饭后百步走。三叟颔首频，淡泊甘蔬糗。

四叟柱木杖，安步当车久；五叟整衣袖，服老自动手。

六叟运阴阳，太极日日走。七叟摩巨鼻，清气通窗口。

八叟抚赤颜，沐日令颜黝。九叟抚短鬓，早起亦早休。

十叟轩双眉，坦坦无忧愁。善哉十叟词，妙诀一一剖。

若能遵以行，定卜登上寿。

延年良箴

明·龚廷贤

四时顺摄，晨昏扶持，可以延年；

三光知敬，雷雨知畏，可以延年；

孝友无间，礼义自闲，可以延年；

谦和辞让，敬人持己，可以延年；

物来顺应，事过心宁，可以延年；

人我两忘，勿竞炎热，可以延年；

口勿妄言，意勿妄想，可以延年；

勿为无益，当慎有损，可以延年；

行住量力，勿为形劳，可以延年；

坐卧顺时，勿令身怠，可以延年；

悲哀喜乐，勿令过情，可以延年；

爱憎得失，揆之以义，可以延年；

寒暖适体，勿奢华艳，可以延年；

动止有常，言谈有节，可以延年；

呼吸清和，安神闺房，可以延年；

静习莲宗，礼敬孔训，可以延年。

诗书悦心，山林逸兴，可以延年；

儿孙孝养，僮仆顺承，可以延年；

身心安逸，四大闲散，可以延年；

积有善功，常存阴德，可以延年。

百病歌

《大藏经》

喜怒偏执是一病，亡义取利是一病。

好色坏德是一病，专心系爱是一病。

憎欲无理是一病，纵贪蔽过是一病。

毁人自誉是一病，擅变自可是一病。

轻口喜言是一病，快意遂非是一病。

以智轻人是一病，乘权纵横是一病。

非人自是是一病，侮易孤寡是一病。

以力胜人是一病，威势自协是一病。

语欲胜人是一病，贷不念偿是一病。

曲人自直是一病，以直伤人是一病。

与恶人交是一病，喜怒自伐是一病。

愚人自贤是一病，以功自矜是一病。

诽议名贤是一病，以劳自怨是一病。

以虚为实是一病，喜说人过是一病。

以富骄人是一病，以贱讪贵是一病。

谗人求媚是一病，以德自显是一病。

以贵轻人是一病，以贫妒富是一病。

败人成功是一病，以私乱公是一病。

好自掩饰是一病，危人自安是一病。

阴阳嫉妒是一病，激厉旁悖是一病。

多憎少爱是一病，坚执争斗是一病。

推负著人是一病，文拒钩锡是一病。

持人长短是一病，假人自信是一病。

施人望报是一病，无施责人是一病。

与人追悔是一病，好自怨憎是一病。

好杀虫畜是一病，蛊道厌人是一病。

毁訾高才是一病，憎人胜己是一病。

贪杯狂饮是一病，心不平等是一病。

妒贤嫉能是一病，追念旧恶是一病。

不受谏谕是一病，内疏外亲是一病。

投书败人是一病，笑愚痴人是一病。

烦苛轻躁是一病，无理取闹是一病。

好自作正是一病，多疑少信是一病。

笑颠狂人是一病，蹲踞无礼是一病，

丑言恶语是一病，轻慢老少是一病，

恶态丑对是一病，了戾自用是一病，

好喜嗜笑是一病，当权任性是一病，

诡谲谀谄是一病，嗜得怀诈是一病，

两舌无信是一病，乘酒凶横是一病，

骂詈风雨是一病，恶言好杀是一病，

教人堕胎是一病，干预人事是一病，

钻穴窥人是一病，不借怀怨是一病，

负债逃走是一病，背向异词是一病，

喜抵捍戾是一病，调戏必固是一病，

故迷误人是一病，探巢破卵是一病，

惊胎损形是一病，水火败伤是一病，

笑盲聋哑是一病，乱人嫁娶是一病，

教人捶擿是一病，教人作恶是一病，

含祸离爱是一病，唱祸道非是一病，

见货欲得是一病，强夺人物是一病。

百药歌

佚名

思无邪僻是一药，行宽心和是一药。

动静有礼是一药，起居有度是一药。

近德远色是一药，清心寡欲是一药。

推分引义是一药，不取非分是一药，

虽憎犹爱是一药，心无嫉妒是一药。

教化愚顽是一药，谏正邪乱是一药。

戒敕恶仆是一药，开导迷误是一药，

扶接老幼是一药，心无狡诈是一药，

拔祸济难是一药，常行方便是一药，

怜孤恤寡是一药，矜贫救厄是一药，

位高下士是一药，语言谦逊是一药。

不负宿债是一药，愍慰笃信是一药。

敬爱卑微是一药，语言端悫是一药。

推直引曲是一药，不争是非是一药。

逢侵不鄙是一药，受辱能忍是一药，

扬善隐恶是一药，推好取丑是一药，

与多取少是一药，称叹贤良是一药，

见贤内省是一药，不自夸彰是一药，

推功引善是一药，不自伐善是一药。

不掩人功是一药，劳苦不恨是一药，

怀诚抱信是一药，覆蔽阴恶是一药，

崇尚胜己是一药，安贫自乐是一药，

不自尊大是一药，好成人功是一药，

不好阴谋是一药，得失不形是一药。

积德树恩是一药，生不骂詈是一药。

不评论人是一药，甜言美语是一药。

灾病自咎是一药，恶不归人是一药。

施不望报是一药，不杀生命是一药，

心平气和是一药，不忌人美是一药。

心静意定是一药，不念旧恶是一药。

去邪僻恶是一药，听教伏善是一药。

愤怒能制是一药，不与求人是一药。

无思无虑是一药，尊奉高年是一药。

对人恭肃是一药，内修孝悌是一药，

恬静守分是一药，和悦妻孥是一药。

以食饮水是一药，助修善事是一药，

乐天知命是一药，远嫌避疑是一药，

宽舒大度是一药，敬信经典是一药，

息心抱道是一药，为善不倦是一药。

济度贫穷是一药，舍药救疾是一药，

信礼神佛是一药，知机知足是一药。

清闲无欲是一药，仁慈谦让是一药。

好生恶杀是一药，不宝厚藏是一药，

不犯禁忌是一药，节俭守中是一药。

谦己下人是一药，随事不慢是一药。

喜谈人德是一药，不造妄语是一药。

贵能援人是一药，富能救人是一药。

不尚争斗是一药，不淫妓青是一药。

不生奸盗是一药，不怀咒厌是一药。

不乐语讼是一药，扶老挈幼是一药。

心丹歌

明·胡文焕

为人不可不知医，知医不被别人欺。

无病休教常服药，药多不效反伤脾。

白发

佚名

劝君莫恼鬓毛斑，鬓到斑时也自难。

多少朱门年少子，被风吹上北邙山。

老态

元·赵孟頫

老态年来日日添，黑花飞眼雪生髯。

扶衰每藉齐眉杖，食肉先寻剔牙签。

右臂拘挛巾不裹，中肠惨戚泪常淹。

移床独就南荣坐，畏冷思亲爱日檐。

野步

清·赵翼

峭寒催换木棉裘，倚杖郊原作近游。

最是秋风管闲事，红他枫叶白人头。

庚申元旦遣兴

王力

星移斗转又新年，酒饮屠苏意益然。

漫道古稀加十岁，还将余勇写千篇。

补养在积功

唐·白居易

老悔心不乱，庄诚形太劳。

生命既能保，死籍亦可逃。

佳肴与脂酒，信是腐肠膏。

艳色与丽声，真为伐性刀。

补养在积功，如裘集众毛。

将欲致千里，可得差一毫。

一觉闲眠百病消

唐·白居易

暖床斜卧日曛腰，一觉闲眠百病消。

今日一餐茶二碗，更无所需到明朝。

病中五绝

唐·白居易

世间生老病相随，此事心中久自知。

今年行年将七十，犹须惭愧病来迟。

家无忧虑身无事，正是安闲好病时。

身作医生心是药，不劳和扁到门前。

自觉

唐·白居易

如知年与貌，衰盛随忧乐。

畏老老转迫，忧病病弥缚。

不畏复不忧，是除老病药。

拟寒山寺

宋·释怀深

人生贵无求，乐善而知足。

安步以当车，晚食以当肉。

黍羹傲鼎食，曹菌欺绣褥。

须知高明家，鬼神瞰其屋。

有病吟

宋·邵雍

一身如一国，有病当求医。

病愈药便止，节宣良得宜。

病后作

清·袁牧

始知将尽灯，不可复扇扬。

又知将落叶，何堪风再残。

龟虽寿

三国·曹操

神龟虽寿，犹有竟时；腾蛇乘雾，终为灰土。

老骥伏枥，志在千里；烈士暮年，壮心不已。

盈缩之期，不但在天；养怡之福，可得永年。

幸甚至哉，歌以咏志。

暮年即事

宋·姜特立

八十衰翁如小儿，爱餐梨栗作儿戏。

有时淡饮三杯酒，无事闲吟两首诗。

还丹却老吾不知，头童齿豁一听之。

但愿造物相扶持，寿考或可登期颐。

病戒

宋·陆游

忧身如忧国，畏病如畏乱。

此身虽幸健，敢作无事看？

病气

唐·白居易

自知气发每于情，情在何由气得平？

若问病根深与浅，此身应与病齐生。

百病吟

宋·邵雍

百病起于情，情轻病亦轻。

可能无系累，却是有依凭。

闲居慎勿说无妨

宋·邵雍

闲居慎勿说无妨，才说无妨便有妨。

争先捷路机关恶，退后诚言滋味长。

爽口物多终作疾，快心事过必为殃。

与其病后能求药，不若病前能自防。

喜老

清·袁牧

嫫母不知丑，西施不知好。

我亦将与同，八十不知老。

宴客必张灯，吟诗尚留稿。

或栽雨后花，或铲风中草。

一起百事生，一眠万事了。

眠起即轮回，无喜亦无恼。

何物是真吾？身在即为宝。

就使再龙钟，凭人去笑倒。

试问北邙山，年少埋多少。

老人

宋·陆游

老人不复事农桑，点数鸡豚亦未忘。

洗脚上床真一快，稚孙渐长解浇汤。

杂感之一

宋·陆游

一气不遄变，雨霁皆有荷。

死非一旦至，小疾为前躯。

人能谨察之，岂有仓卒虞？

哀哉不知此，虽悔良难图。

健康法

明·王象晋

问余何事容颜好，曾受高人秘法传，

打叠身心无一事，饥来吃饭倦时眠。

第二部分　饮食健康妙言

一、格言

★民以食为天。

——《汉书》

★食不厌精，脍不厌细。

——东周·孔丘

★人应当善于鉴别哪些物品食用有益，哪些物品食用有害。这种智慧，是一味最好的保健药。

——英国　培根

★粗茶淡饭同美酒佳肴一样，也能给人以快乐，如果饥饿时能吃块面包喝口水，那也是乐不可支的。

——古希腊　伊壁鸠鲁

★饮食之乐不在于昂贵的香味，而在吃的人自己。

——古罗马　贺拉斯

★食勿求饱。

——《论语》

★食不语，寝不言。

——《论语》

★节食以去病，寡欲以延年，已饥方食，未饱先止。

——宋·苏轼

★毋贪口腹之欲，而恣杀生命。

——明·袁了凡

★饮食不节则胃病，胃病则气短精神少。

——金·李果

★空腹是世界上最佳的调味品。

——西班牙　塞万提斯

★饮膳为健康之首。

——元·忽思慧

★夫食色，性也。故饮食男女，人之大欲存焉。口腹之养，躯命所关。

——明·万全

★人以食为养，而饮食失宜，或以害身命……颐生无元妙，节其饮食而已。

——清·王士雄

★所好之物，不可多食。

——清·康熙帝

★吃饭先喝汤，不用请药方。

——清·李光庭

★饮食非宜，疾病蜂起。

——清·程钟龄

★食必以四字为准：曰早、曰烂、曰热、曰少。

——清·梁章钜

★不欲极饥而食，食不过饱；不欲极渴而饮，饮不过多。

——晋·葛洪

★调理脾胃为医中之王道，节饮食乃却病之良方。

——宋·杨士瀛

★口腹之欲，何穷有之，每加节俭，亦是惜福延寿之道。

——宋·罗大经

★饮食不节，以生百病。

——三国·嵇康

★病从口入，祸从口出。凡饮食不知节，言语不知谨，皆自贼其身，夫谁咎？

——明·庞尚鹏

★人之受用自有剂量，省啬淡泊，有长久理，是可以养寿也。

——明·龙遵叙

★凡食总以少为有益，脾易磨运，乃化精液。否则极补之品，多食反至受伤，故曰少食以安脾也。

——清·曹廷栋

★饥饱之度，不得过于七分是也。

——清·李渔

★饱食之后，不可就卧，不可发怒，不可呆坐，不可跳踯。

——清·石成金

★老年偶患微疾，加意调饮食。……食亦宜少，使腹常空虚则脉络易于转运，元气渐复，微邪自退。

——清·曹廷栋

★食宜虽少，而餐饮宜频。……切不可顿少食多。

——清·石成金

★五味稍薄，令人神爽。

——宋·刘词

★喜怒哀乐之发，均非进食之时。

——清·李渔

★对一切沉溺于口腹之乐，并在吃、喝、情爱方面过度的人，快乐的时间是很短的，就只是在他们吃着、喝着的时候是快乐的，而随之而来的坏处却很大。

——古希腊　德谟克里特

★饮食不节，杀人顷刻。

——《本草纲目》

★高年之人，真气耗竭，五脏衰竭，全仰饮食以资气血。若生冷无节，饥饱失宜，调停无度，终成疾患。

——《寿亲养老新书》

★美味的食品并不都是对身体有益的。

——日本　武者小路实笃

★食物之于人好像油之于灯，油很多，灯就会亮。油太少，灯就会熄灭。然后一盏灯往往因为油太多而熄灭。

——英国　弗莱明

★欢乐的气氛能使一盘菜变成像一个宴会。

——英国　乔·赫伯特

★最真诚的爱莫过于对食物的爱。

——爱尔兰　萧伯特

★整天赴宴的人，没有一顿饭能吃得香。

——英国　托·福勒

★克制了食欲，你便征服了人的本能。

——英国　狄更斯

★君子以慎言语，节饮食。

——《周易》

★晚饭少吃口，活到九十九。

——钱大昕

★有节制的饮食能延长寿命，放纵饮食就缩短寿命。

——墨西哥 韦·德·利萨尔迪

★凡食过则结积聚，饮过则成痰癖。

——晋·葛洪

★凡食总以少也为益，脾易磨运，乃化精液，否则极易之物，多食反致受伤，故曰少食以安脾也。

——清·曹慈山

★世岂有仙者，节食服药差可少病耳。

——宋·罗大经

★四百四种病，宿食是根本，凡当得病，先宜减食。

——明·龙遵叙

★食慎勿使多，多则生病；饱慎便卧，卧则心荡。

——南朝·陶弘景

★饮食如不适可而止，厨师亦成下毒之人。

——法国 伏尔泰

★正如满储着食物的房子容易住满老鼠一般，食物太多者的身体，会多疾病的。

——英国 狄更斯

★食能以时，身心无灾；无饥无饱，是之谓五脏之宝。

——东周·吕不韦

★放纵食欲的人从某种意义上说等于用自己的牙齿挖掘自己的坟墓。

——英国 托·富勒

★要让食欲服从理智。

——古罗马 西塞罗

★对于营养过分好的人，肉体反而会打击他们。

——法国　罗曼·罗兰

★以过分严格地控制饮食为代价来保健康，实在是一种令人厌烦的疾病。

——法国　拉罗什富科

★人世间最好的医生：节制饮食，心平气和以及心情愉快。

——英国　斯威夫特

★节食以去病，节欲以延年。

——宋·朱熹

★饮食节制常常使人头脑清醒，思想敏捷。

——美国　富兰克林

★爽口物多终作疾。

——明·李时珍

★饮食必须有度。

——英国　乔叟

★欲得长生，肠中当清；欲得不死，肠中无滓。

——晋·葛洪

★人之所以不妄把自己视作神仙，是因为他有着肚腹。

——德国　尼采

★已饥方食，未饱先止，散步逍遥，勿令空腹。

——宋·苏东坡

★饮食以时，饥饱得中。

——唐·孙思邈

★冬则朝勿虚，夏则夜无饱。

——宋·李昉

★食宜早些，不可迟缓。清晨食白粥，最能养胃气，生津液、和五脏、大补于人。清晨粥饭或迟，即先用开水一碗，调白糖饮下，即能滋润五脏。

——清·石成金

★善养性者，先饥而食，食不过饱，饱之伤神，饥则伤胃。

——明·沈仕

★大渴勿大饮，大饥勿大食，恐气血失常，猝然不救也。

——明·吴正伦

★早饭淡而早，午饭厚而饱，晚饭须要少。若能常如此，无病直到老。

——清·马齐

★凡有喜食之物，不可纵口，常念病从口入，惕然自省。

——明·万全

★莫饮卯时酒，莫食申时饭，诚摄生之要也。

——明·张介宾

★寒，然后为之衣；饥，然后为之食。

——唐·韩愈

★善养性者，先饥而食，先渴而饮，食欲数而少，不欲顿而多。

——唐·孙思邈

★食后须行百步多，手磨脐腹食消磨。

——清·尤乘

★食不需多味，每食只宜一二佳味，纵有他美须腹内运化后再进，方得受益。若一饭包罗数十味于腹中，恐亦供役不及，而物性既杂其间，岂无矛盾，亦可畏也。

——清·朱彝尊

★每食必忌于杂，杂则五味相扰，食之不已，为人作患。

——唐·孙思邈

★早食固宜早，而晚饭更不宜迟。……古人说：晚食常宜中酉前，向夜须防滞胸膈。大约午饭宜在午前，而晚饭宜在日未落之时。

——清·石成金

★每兼菜蔬食之则少病，于身有益。所以农夫身体强壮，至老犹健者，皆此故也。

——清·康熙帝

★盖万物皆有其味，调和胜而真味衰矣。不论腥素，淡煮之得法，自有一股冲和恬淡之气，益人肠胃。

——明·嘉善袁、王坤仪

★凡食物不能废咸，但少加使淡，淡则物之真味真性俱得。

——清·曹廷栋

★善养性者，先渴而饮，饮不过多，多则损气，渴则伤血。

——明·沈仕

★饮食无论迟早，总以入肠消化之时为度。早食而不消，不若迟食即消。不消则为患，消则可免一餐之忧矣。

——清·李涵

★食淡极有益，五味盛多能伤身。

——明·陈继儒

★味薄神魂自安。

——宋·温革

★食宜和淡，不可厚味……淡食最补人，五味各有所伤。

——清·石成金

★老人于四时之中，常宜温食，不得轻之。

——唐·孙思邈

★饮食须用暖，盖脾喜温，不可以冷热犯之。惟暖，则冷热之物，致脾皆温矣。

——元·邹铉

★食宜温暖，不可寒凉。

——清·石成金

★不饥勿强食，不渴勿强饮。不饥强食则脾劳，不渴强饮则胃胀。

——晋·葛洪

★烹饪调偏厚之味，有致疾伐命之毒。

——元·朱震亨

★但能淡食谷味，最能养精。

——明·嘉善袁、黄坤仪

★食宜以淡为主

——清·王应鹤

★淡食能多补。肥浓能滑人肠，令人生痰。

——清·马齐

★五味淡泊，令人神爽气清少病。

——清·朱彝尊

★不论粥饭点心，皆宜嚼得极细咽下。

——清·沈子复

★凡以饮食，无论四时，皆宜温暖。夏月伏阴在内，暖食优宜。

——明·龚廷贤

★新米煮粥，不厚不薄，乘热少食，不问早晚，饥则食，此健康佳境也。

——清·朱彝尊

★凡晨起食粥，利膈养胃，生津液，令人一日清爽，所实不小。

——明·李梃

★所食愈少，心愈开，年愈益。所食愈多，心愈塞，年愈损。

——《博物志》

★人以谷气为主，是以得谷者昌，绝谷者亡。

——《医先》

★饭后食物停胃，必缓行数百步，散其气以输其食，则磨胃而易腐化。

——《老老恒言》

★冬朝不空心，夏夜勿饮食。

——《抱朴子健康论》

★当少饮食，饮食多则气逆，百脉闭，百脉闭则气不行，气不行则生病。

——《养性延命录》

★人欲寿长久，夜饭须减口。

——《养寿诗歌》

★粥饮为世间第一补人之物。

——《随息居饮食谱》

★凡食之道，无饥无饱，是谓五脏之宝。

——《吕氏春秋》

★凡以治疗，先以食疗，既食疗不愈，后乃用药尔。

——《千金方》

★惟起居饮食，曰顺其常，福莫大矣。

——《乐善录》

★夜饱损一日之寿，夜醉损一月之寿。

——《千金翼方》

★粥能益人，老年尤甚。

——《老老恒言》

★要得一生安，淡食胜灵丹。

——《健康必读》

★患生于多欲，祸生于多食。

——《遵生八笺》

★饱食终无益。

——《保生铭》

★每一杯过量的酒都是魔鬼酿成的毒汁。

——英国 莎士比亚

★饮食有节制的人可以一辈子不生病。

——英国 约翰·雷

★烟草打击了人的神经，并使整个民族低能。

——法国 巴尔扎克

★纵情地大吃大喝，如同长时间完全绝食一样，能致人于死。

——法国 布阿吉尔贝尔

★只有节制食欲才能高寿。

——英国 富兰克林

★饿死的人我没见过几个，撑死的人我却见过不少。

——美国 富兰克林

★平平静静地吃粗茶淡饭，胜于提心吊胆地吃大酒大肉。

——希腊 伊索

★为了能够保持良好的健康，养料不仅分量要有节制，而且质料也要清淡。

——捷克 夸美纽斯

★有节制的饮食能延长生命，放纵食欲就缩短寿命。

——墨西哥 德·利萨尔迪

★酒虽说是百药之长，但万病都起源于酒。

——日本 吉田兼好

★夏月不问老少，吃暖物，至秋不患霍乱吐泻。腹中常暖，血气壮盛，诸疾不生。

——清·朱彝尊

★早漱不如晚漱，晚食岂若晨餐。节饮自然健脾，少餐心定神安。

——《类修要诀》

★软蒸饭，烂煮肉，少饮酒，独自居，此健康妙诀也。

——清·朱彝尊

★食恒不饱满，令人无病，此是养性之要术也。

——晋·张湛

★饮食缓嚼，有益于人者三。盖细嚼则食之精华，能滋养五脏，一也；脾胃易于消化，二也；不致吞呛噎咳，三也。可笑世人横吞乱咽，若争若抢者何也。

——清·石成金

★吾近读健康书，乃盛称粥之功，谓予养老最宜：一省费，二味全，三津润，四易消化。试之良然，每晨起啜三四碗，亦不觉饱闷。予性颇讳老，亦实觉较十年前为壮健，自得食粥方，益复忘老，粥之时用大矣哉。

——清·黄云鹤

★世间之物，惟五谷得味之正。但能淡食谷味，最能养精，又凡煮粥饭中有厚汁滚作一团者，此米之精液所聚也，食之最能生津。

——明·嘉善袁、黄坤仪

★粳米粥为资生化育神丹，糯米粥为温养胃气之妙品。

——《医药六书药性总义》

★欲求长生者，须以饭食为大补良方，独宿为延年妙品。

——清·刘清臣

★每日空腹，食淡粥一瓯，能推陈致新，生津快胃，所以非浅。

——清·曹廷栋

★百病横夭，多由饮食。饮食之患，过于声色！声色可绝之逾年，饮食不可废之一日。为益亦多，为患亦功。

——南朝·陶弘景

★饱食即卧，当生百病。

——唐·孙思邈

★凡食：热胜冷，少胜多，熟胜生，淡胜咸。

——南宋·蒲处贯

★茹淡者安，啖厚者危。试观古今登白岁以上者，皆出自民间，身致通显，家享丰厚者，罕有其人。

——清·郑观应

★老人之食，大抵其温热熟软忌及其粘硬生冷。

——宋·陈直

★令人饱食安眠为有生乐事，不知多食则气滞，多睡则神昏，健康家所忌也。

——清·梁章钜

★节食则无疾，择言则无悔。疾祸之生匪降之于天，皆自其口。故君子于口出纳唯谨。

——宋·何坦

★食不厌细嚼，饮不厌细呷。

——清·尤乘

★谷气胜元气，其人肥而不寿；元气胜谷气，其人瘦而寿。

——宋·李昉

★养脾胃之法，节其饮食而已。

——明·万全

★牛乳最宜老人，平补血脉，益心长肌肉，令人身体康强润泽，面目光悦，志不衰。

——宋·陈直

★怒后不可便食，食后不可便怒。

——清·梁章钜

★用膳后，必谈好事，或寓目于所珍玩器皿。如是则饮食易消，于身大有益也。

——清·康熙帝

★食味和调，百病不生。

——元·邹铉

★饮酒后不可饮冷水冷茶，被酒饮入肾中，停为冷毒，久必然腰膝沉重，水肿消渴，膀胱冷痛，挛躄之疾作矣。

——明·吴正伦

★戒酒后语，忌食时嗔；忍难忍事，恕不明人。口腹不节，致病之因；念虑不正，杀身之本。

——清·尤乘纂

★当食勿嗔怒，怒上亦勿食，食则必成癖。当食勿悲愁，神志多乱，自伤其心。

——明·周履靖

★吃药有所节制，饭要适可而止。

——美国　富兰克林

★起居时，饮食节，寒暑适，则身利而寿命益。

——东周·管仲

二、成语

病从口入

（健康启迪）病从口入要谨防，饮食合理加卫生。

（近义成语）病从口入　饮鸩止渴　饮鸩解渴　饱暖生淫

　　　　　　饱食终日　醉倒山公　大腹便便　肉重千金

细嚼烂咽

（健康启迪）细嚼烂咽吸收好，追求寿长少不了。

（近义成语）细嚼慢咽　细入毫芒　细不容发　慢条斯理
　　　　　　慢条斯礼　慢慢腾腾　含英咀华　含华咀英

饥不暇食

（健康启迪）饥不暇食伤肠胃，营养不良损健康。

（近义成语）饥而忘食　废寝忘食　食不暇饱　发愤忘食
　　　　　　食少事烦　宵衣旰食　忘餐废食　费食忘寝

渴者易饮

（健康启迪）渴者易饮水甘甜，三分饥饿食皆美。

（近义成语）饥餐渴饮　顺其自然　听其自然　顺其自便
　　　　　　饥来吃饭　渴骥奔泉　顺时而动　饥不择食

咬姜呷醋

（健康启迪）咬姜呷醋恰其分，有助身体少无病。

（近义成语）熬姜呷醋　油盐酱醋　加料添饭　吃醋沾酸
　　　　　　五味俱全　甜酸苦辣　酸甜苦辣　姜桂之性

酒醉饭饱

（健康启迪）酒醉饭饱健康忌，饭吃七分饮酒少。

（近义成语）酒足饭饱　酒余饭饱　饮啖醉饱　饮酒饱德
　　　　　　肥肉厚酒　饱食暖衣　沃甘餍肥　酒酣耳热

吃糠咽菜

（健康启迪）吃糠咽菜生活贫，偏偏防治富贵病。

（近义成语）饭糗茹草　饭蔬饮水　饮水食檗　饮露餐风
　　　　　　恶衣恶食　食不充饥　咬得菜根　食不果腹

囫囵吞枣

（健康启迪）囫囵吞枣吃太快，浪费营养伤了胃。

（近义成语）鹘仑吞枣　生吞活剥　食而不化　囫囵半吃
　　　　　　狼吞虎咽　狼吞虎噬　食生不化　食不遑味

画饼充饥

（健康启迪）画饼充饥骗了胃，缺少营养体罢工。

（近义成语）充饥画饼　望梅止渴　指雁为羹　说梅止渴
　　　　　　止渴望梅　聊以自慰　聊以自遣　聊以自娱

贪吃懒做

（健康启迪）贪吃懒做百病缠，勤劳节俭身壮健。

（近义成语）吃喝玩乐　吃喝嫖赌　贪饵丧生　嫖赌吃喝
　　　　　　好吃懒做　贪花恋酒　贪图口腹　游手好闲

吃斋念佛

（健康启迪）吃斋念佛信佛教，安定心神血管清。

（近义成语）求神拜佛　求神问卜　烧香拜佛　求签问卜
　　　　　　求福禳灾　信守不渝　信而好古　有求必应

省吃俭用

（健康启迪）省吃俭用少妄念，生活简单能延年。

（近义成语）少吃俭用　节衣缩食　省烦从简　省欲去奢
　　　　　　粗衣淡饭　艰苦朴素　节俭力行　节食缩衣

借酒浇愁

（健康启迪）借酒浇愁太愚蠢，酒醒以后愁更愁。

（近义成语）酒浇垒块　酒后失言　酒后无德　酒言酒语
　　　　　　以酒解醒　醉马咕咚　酒瓮饭囊　醉倒山公

食不知味

（健康启迪）食不知味难消化，吃时思想要集中。

（近义成语）食不下咽　食不甘味　心不在焉　寝食不安
　　　　　　食不终味　食不遑味　发愤忘食　废食忘寝

咸酸苦辣

（健康启迪）咸酸苦辣要适度，神魂自安因味薄。

（近义成语）酸咸苦辣　甜酸苦辣　油盐酱醋　五味俱全
　　　　　　咬姜呷醋　酸甜苦辣　熬姜呷醋　加料添辣

食为民天

（健康启迪）食为民天要记牢，一顿不吃饿得慌。

（近义成语）食乃民天　一饭千金　衣食住行　民以食为天
　　　　　　食饥息劳　衣食之谋　吃喝穿住　民以食为本

三、谚语

★每顿进餐八分饱，一生健康不显老。

★早餐要吃饱，午餐营养好。

★晚餐清稀淡，益寿身体好。

★吃饭不要死硬撑，肠胃到老无毛病。

★饭前半碗汤，不用开药方。

★润喉又养胃，身心得舒畅。

★吃前洗手，饭后漱口，不活一百，也活九十九。

★饭前便后洗洗手，不把病菌带进口。

★莫寻烦恼莫多虑，饭吃八分少食荤。

★宁叫食物占着盆，不叫东西撑着人。

★身体要安康，常常三分饥与寒。

★少吃多滋味，多吃活受罪。

★吃罢面条喝面汤，不用医生开药方。

★细嚼慢咽身强健，狼吞虎咽病出现。

★若要不生病，锅碗瓢勺洗干净。

★早晨吃姜如参汤，晚上吃姜如砒霜。

★酒坏君子水坏路，烟草害人不长寿。

★一回醉酒一场病，十回醉酒送老命。

★不抽烟，少饮酒，活到九十九。

★饭后一支烟，害处大无边；饭后一支烟，送君早进棺。

★暴食暴饮，百害无益；饮食有节，医生失业。

★宁肯在锅里存放，不要把肚皮吃胀。

★暴饮暴食易生病，定时定量保安宁。

★多寿只缘餐饭少，不饱真是却病方。

★上床萝卜下床姜，不用医生开药方。

★多吃番茄营养好，美貌年轻疾病少。

★冬天一碗姜辣汤，去风去寒赛仙方。

★烟酒是瘟神，自己请上门；不沾烟和酒，活到九十九。

★只因酒色亡国家，岂见读书误好人。

★老人最好饮淡茶，淡茶温饮保年轻。

★贪酒酒上死，贪花花上亡。

★烟酒不沾勤健身，早眠早起勿伤神。

★喝开水，吃熟菜，身体健康无灾害。

★饭后百步走，睡觉不蒙首；每餐少几口，活到九十九。

★若要不生病，饮食讲卫生。

★饭后不大动，大动肚子痛。

★过冷与过热，肠胃受不得。

★狼吞虎咽，疾病来缠；细嚼慢咽，长寿康健。

★要想年老身体好，吃饭千万别太饱。

★多吃蔬菜少吃肉，糙米淡饭能长寿。

★五谷杂粮营养全，既养身体又省钱。

★饮食秘诀在平衡，调配合理寿自增。

★好看不过巧打扮，好吃不过家常菜。

★鱼生火，肉生痰，青菜豆腐保平安。

★不偏食，不暴食，少食肉，多素食。

★管你伤风不伤风，三片生姜一根葱。

★早晨喝粥一大碗，站在雪地身也暖。

★中国豆腐身价高，保健防病营养好。

★血压高，头发昏，胡萝卜粥降压灵。

★要想身体瘦得快，少糖少肉多果蔬。

★不要极饥而食，食不过饱；不要极渴而饮，饮不过多。

★宁吃开心粥，不吃皱眉饭；端起饭碗莫说教。

★吃饭不要过饱，喝茶不要太浓。

★禾靠肥料长，人靠五谷养。

★饿了糠也甜，饱了蜜也嫌。

★人不择食壮，牛不择草肥。

★多蒸煮，少煎炒，不致癌，营养好。

★男子不可百日无姜，女子不可百日无糖。

★女子三日不断藕，男子三日不断姜。

★要治便秘补中气，煮粥加藕见效力。

★每日食豆三钱，何须服药连年。

★常吃花生能健康，吃了花生不想荤。

★热饭冷茶泡，爹做郎中医不好。

★搞卫生要经常，病从口入要严防。

★饮食要卫生，一熟二鲜三干净。

★不吸烟，不酗酒，病魔见了绕道走。

★闲话少说没是非，夜饭少吃没疾病。

★若要百病不生，必须带饿三分。

★想要身体强壮，饮食适时定量。

★吃粗粮有营养，干粗活益健康。

★一日吃三枣，一辈子不显老。

★宁吃鲜桃一口，不啃烂杏半筐。

★晨起皮包水，睡前水包皮，健康又长寿，百岁不稀奇。

★一日三餐不太饱，多吃不如少吃好。

★会吃吃一辈子，不会吃吃一阵子。

★勿食隔夜之肴，谨防中毒；勿饮过量之酒，免致醉伤。

★早上人吃姜，晚上姜吃人。

★爆米花含铅量大，弊多利少莫吃多。

★酒不醉人人自醉，色不迷人人自迷。

★无求到处人情好，不饮任他酒价高。

★常食葱姜蒜，防病身体健。

★常吃食用菌，身体得安宁。

★药补未必能防病，食补平和可固本。

★水是生命的源泉，不是渴了才饮，而是按时补充。

★随意大吃大喝，必然多病短寿。

★饮食不忌嘴，跑断医生腿。

★一醉解千愁，酒醒愁更愁。

★要使肝脏功能好，枸杞梗粥见成效。

★盐醋消炎防毒好，韭菜补肾暖腰膝。

★正是二月三月间，荠菜可以当灵丹。

★好厨师是老年人最坏不过的医生。

★为健康而饮食将是你一生中最明智的选择。

★一天一个苹果，医生离得远远。

★三伏不离绿豆汤，头顶火盆身无恙。

★贪吃的人用自己的牙齿掘墓坑。

★冬天常喝羊肉汤，不找医生开药方。

★未曾吃饭先喝汤，一生到老胃不伤。

★聘请百位医师，不如戒之在食。

★眼睛害病从手起，肚子害病从嘴起。

★菠菜豆腐虽贱，山珍海味不换。

★与其看一百个医生，不如晚餐少吃一点。

★人是铁，饭是钢，一顿不吃饿得慌。

★饮食少，休息好，快乐多，寿数高。

★常使七分饱，莫带半分渴。

★饮食贵有节，锻炼贵于恒。

★饱食滥饮误身，少吃细嚼益多。

★十月萝卜小人参，家家药铺关大门。

★黄瓜鲜脆甜，常吃美容颜。

★杯中不是有情物，劝君举杯宜自持。

★饭后不宜喝浓茶，吃药不能用茶水。

★晚饭吃得少，九十也不老；晚饭多一勺，半夜睡不着。

★酒量先天定，千万练不得。

★吃米带点糠，一家老小都安康。

★羊嫌草场掉肥膘，人嫌饭食必瘦弱。

★少肉多菜，少盐多醋，少糖多果，少食多嚼。

★四条腿不如二条腿，二条腿不如没有腿。

★我的美食，可能是你的毒药。

★多吃多根带花菜，少吃动物背朝天。

★少吃干，多吃稀，保你落个好身体。

★腰酸腿软缺骨气，栗子稀饭赛补剂。

★红萝卜，显神通，降压降脂有奇功。

★秋冬番薯萝卜，帮你"一通百痛"。

★姜能御百邪，蒜能解百毒。

★萝卜一上市，郎中就无事。

★青菜豆腐汤，吃了保健康；葱是和事佬，做菜不可少。

★心血气不足，桂圆煨米粥。

★千好万好，有粮最好；千事万事，吃饭大事。

★要饱家常饭，要暖粗布衣。

★人体长寿之道，首讲饮食原料。

★谷物蔬菜健康宝，粗茶淡饭就是福。

★一斤蔬菜一两豆，一个鸡蛋加点肉。

★吃肉不如吃豆腐，豆腐坊里出西施。

★千补万补不如饭补，千养万养不如食养。

★冬令食补，常吃红薯，常吃红薯，防病益寿。

★白菜萝卜汤，益寿保健康。

★洋葱降火又降脂，杀菌还能抗衰老。

★萝卜、生姜、梨，治咳有效又便宜。

★人补桂圆蜜枣，田补河泥水草。

★萝卜干咯蹦脆，常吃活到百十岁。

★常吃胡萝卜，赛过小人参。

★想治老年病，粥疗最适宜。

★夏吃大蒜冬吃姜，不用医生开药方。

★黑豆红枣一锅汤，胜过人参大补养。

★黄瓜全身都是宝，豆腐海带混吃好。

★夏季黄鳝赛人参，冬来慈菇胜过肉。

★青菜可口，疾病逃走；多吃韭菜，祛病消灾。

★平常绿豆芽，通便催奶下；气短体虚弱，煮粥加山药。

★赤豆利脏腑，祛毒又滋补；高龄食草莓，健身又益智。

★寿命长短不在天，善处饮食得永年。

★饮食决定你一生，饮食决定你命运。

★毒物即剂量多少，用量少则是无毒。

★预防癌症最好法，蔬菜水果要常吃。

★吃错食物是毒药，吃对食物是良药。

★少食添寿指主食，水果蔬菜宜多吃。

★若要健康，少吃几口；若要长寿，嘴里节省。

★糖类提供的能量，过剩转变成脂肪。

★补充优质蛋白质，瘦肉奶蛋最适宜。

★三杯圣水防百病，睡前、午夜、晨起饮。

★饮食健康原则：什么都吃，适可而止。

★合理膳食八字方针：多样、清淡、均衡、适量。

★饥饱适度乃饮食健康之道。

★已饥方食，未饱先止；宁少勿多，宁饥勿饱。

★饮温暖而戒寒凉，食细软而远生硬。

★丰年多病，饥年少疾；医生罢工，死亡率下降。

★酒多气血乱，味薄神魂安。

★体壮之人不用补，莫让蛮补添痛苦。

★若是口渴心烦躁，煮粥放些猕猴桃。

★冬吃羊肉暖肠胃，暑天去火绿豆汤。

★蔬菜是个宝，常吃身体好；吃素少吃荤，人寿有精神。

★天气虽热，不可食冷；瓜果虽美，不可多尝。

★吃得快来咽得快，长此以往胃受伤。

★要想寿命长，饭菜嚼成浆。

★宁可一日无肉，不可一日无豆。

★日食一粒蒜，医生不用看；多食一点醋，不用上药铺。

★春季吃野菜，时尚又抗癌。吃了马齿苋，一年无病害。

★立冬白菜赛羊肉，紫苏保健人长寿。

★吃是为了活着，活着不是为了吃饭。

★蜂蜜能治百病，鱼是万应良药。

★吃口腥汤，三日清爽；人到老年，多吃河鲜。

★红枣黄芪汤，补血养气好验方。

★红枣芹菜根，能降胆固醇；老年血脂高，玉米粉粥妙。

★核桃山中宝，补肾又健脑。

四、诗·歌·诀

食粥

宋·陆游

世人个个学长年，不悟长年在目前。

我得宛丘平易法，只将食粥致神仙。

煮粥诗

明·张方贤

煮饭何如煮粥强，好同儿女细商量。

一升可作三升用，两日堪为六日粮。

有客只须添水火，无钱不必问羹汤。

莫言淡薄少滋味，淡薄之中滋味长。

神仙粥

民间流传

一把糯米煮成汤，七个葱白七片姜。

熬熟对入半杯醋，伤风感冒保安康。

能甘淡薄是吾师

明·冷谦

厚味伤人无所知，能甘淡薄是吾师。

三千功行从兹始，淡食有补信有之。

服栗

宋·苏辙

老去日添腰脚病，山翁服栗旧传方。

经霜斧刃全金气，插手丹田借火光。

入口锵鸣初未熟，低头咀嚼不容忙。

客来为说晨兴晚，三咽徐收白玉浆。

佳菇

宋·范成大

拨雪挑来踏地菘，味如蜜藕更肥浓。

朱门肉食无风味，只作寻常菜把供。

西瓜吟

宋·文天祥

拔出金佩刀，斫破苍玉瓶。

千点红樱桃，一团黄水晶。

下咽顿除烟火气，入齿便作冰雪声。

咏豆腐

明·苏平

传得淮南术最佳，皮肤褪尽见精华。

一轮磨山流琼浆，百沸汤中滚雪花。

瓦罐浸来蟾有影，金刀割破玉无瑕。

个中滋味谁知得？多在僧家和道家。

颂豆腐诗

清·林兰痴

莫将菽乳等闲尝，一片冰心六月凉。

不曰坚乎惟曰白，胜他什锦佐羹汤。

麦门冬

宋·苏轼

一枕清风值万钱，无人肯买北窗眠。

开心暖胃门冬饮，知是东坡手自煎。

煨肾散

明·万全

杜仲苁蓉巴戟天，茴香故纸及青盐。

猪羊腰子烧来服，八十公公似少年。

青娥丸

明·万全

十年辛苦走边隅，造化功夫信不虚。

夺得风光归掌内，倾城不笑白髭须。

茶赋

唐·顾况

滋饭蔬之精华，攻肉食之膻腻。

发当暑之清吟，涤通宵之昏寐。

七碗茶

唐·卢仝

一碗喉吻润，二碗破孤闷。

三碗搜枯肠，惟有文字五千卷。

四碗发轻汗，平生不平事，尽向毛孔散；

五碗肌骨清；六碗通仙灵；

七碗吃不得也，唯觉两肋习习清风生。

善饮酒诗

宋·邵雍

人不善饮酒，唯喜饮之多。

人或善饮酒，唯喜饮之和。

饮多成酩酊，酩酊身遂疴。

饮和成醺酣，醺酣颜遂酡。

庐山云雾茶

朱德

庐山云雾茶，味浓性泼辣。

若得长年饮，延年益寿法。

芦菔（萝卜）

元·许有壬

熟登甘似芋，生荐脆如梨。

老病消凝滞，奇功真品题。

每日晨起采芭蕉花上露饮之

清·袁牧

日饮芭蕉花露鲜，采时常与雀争光。

琼浆何必千年计，一滴甘时一刻仙。

碧螺春

清·刘鸿翔

名水名茶活水煎，清香与我有前缘。

洞庭携得春螺叶，劳送江心第一泉。

慎食

唐·孙思邈

太饱伤神饥伤胃，太渴伤血并伤气。

饥餐渴饮勿太过，免致膨亨伤心肺。

醉后强饮饱强食，未有此身不成疾。

人资饮食以健康，去其甚者自安适。

饮食箴

元·朱震亨

人身之贵，父母遗体。为口伤身，滔滔皆是。

人有此身，饥渴随兴。乃作饮食，以遂其生。

眷彼昧者，因纵口味。五味之过，疾病蜂起。

病之生也，其机甚微。馋涎所牵，忽而不思。

病之成也，饮食俱废。忧贻父母，医祷百计。

山野贫贱，淡薄是谙。动作不衰，此身亦安。

均气同体，我独多病。悔悟一萌，尘开镜净。

节曰饮食，《易》之《象》辞。养小失大，孟子所讥。
口能致病，亦败尔德。守口如瓶，服之无斁。

饮茶歌

清·罗国纲

姜茶能治疾，糖茶能和胃；
菊花茶明目，烫茶伤五内。
午茶长精神，晚茶难入睡；
餐后常漱口，洁齿除垢秽。
空腹饮茶心里慌，隔夜剩茶会伤胃。
过量饮茶人黄瘦，淡茶温饮保年岁。

慎酒

唐·孙思邈

饮酒可以陶性情，太饮过多防有病。
肺为华盖倘受伤，咳嗽劳神可损命。

慎茶

唐·孙思邈

慎勿将盐去点茶，分明引贼入其家。
下焦虚冷引人瘦，伤肾伤脾防病加。

食戒粗速

唐·孙思邈

食不欲粗病欲速，宁可少餐相接续。
若教一饱顿充肠，损气损脾非是福。

饮食之宜

清·石天基

饭食宜多，肉蔬杂味宜少；食宜早些，不宜迟缓；

食宜缓些，不宜粗速；食宜八九分，不宜过饱；

食宜和淡，不可厚味；食宜温暖，不可寒凉；

食宜软烂，不可过坚。

粥疗歌

佚名

若要不失眠，煮粥加白莲；要得皮肤好，米粥煮红枣；

气短体虚弱，煮粥加山药；治理血小板，花生衣煮饭；

心虚气不足，桂圆煨米粥；要治口臭症，荔枝能治病；

清退高热症，煮粥加芦根；头晕血压高，红萝卜粥好；

要保肝功好，枸杞煮粥妙；口渴心烦躁，粥加猕猴桃；

防治脚气病，米糠煮粥用；肠胃缓泻症，胡桃来粥炖；

头昏多汗症，煮粥加薏仁；便秘补中气，藕粥皆相宜；

夏令防中暑，荷叶同粥煮；若要双目明，粥中加旱芹。

食疗保健歌

熊经浴主编《现代家政知识指南》

若要长寿身体好，须知食补胜药疗；

饮食搭配讲营养，平衡膳食最重要；

鱼虾猪蹄补气血，禽蛋益智营养高；

补虚祛寒数羊肉，狗肉益肾暖腰膝；

盐醋防毒能消炎，牛羊猪肝明目好；

花生降脂亦健胃，绿豆降温降暑妙；

萝卜消食开脾胃，芹菜能降血压高；

大蒜防治肠胃炎，韭菜补肾暖腰膝；

白菜利尿排毒素，花菜葱豆防癌好；

紫茄祛风通脉络，黄瓜美容有成效；

番茄补血美容颜，扁豆健脾又利尿；

新鲜蔬菜富营养，每天半斤不可少；

卷心菜能抑胃癌，冬天消肿也利尿；

维A最多胡萝卜，番茄菜椒维C高；

菠菜护脏含铁质，清血养心用茼蒿；

芋豆化痰消淤结，豆芽不让血脂高；

利尿特灵玉米须，芦根清热防乙脑；

土豆和胃减体肥，甘蔗解酒除烦躁；

菊花枸杞可明目，黄酒暖身助药效；

软化血管多用醋，葱菇抗毒有成效；

食盐坚齿强筋骨，常吃瓜子美容貌；

海带含碘消淤结，莲藕除烦解酒妙；

香蕉通便解胃火，健脾养肝吃红枣；

生梨祛痰又化痰，苹果消食通肠道；

柑橘消食化痰液，抑制癌症猕猴桃；

山药荞麦治消渴，山楂降压抗衰老；

杨梅开胃祛暑热，益气祛风有樱桃；

龙眼滋补胜参芪，茄子全身能入药；

菠萝健胃又止咳，栗子补肾强筋好；

芝麻润肤又乌发，西瓜解暑止渴妙；

松子降伏老慢支，葱白姜汤治感冒；

生津安神数乌梅，润肺乌发吃核桃；

木耳抗癌素中荤，香菇含酶肿瘤消；

胡椒驱寒又除湿，蘑菇抑制癌细胞；

牛奶豆汁增精气，菜汁常饮病恙消；

蜂蜜润肺又益寿，葡萄悦色又年少；

玉米抑制胆固醇，多吃黄瓜体苗条；

豆浆最宜天天喝，酸奶要比牛奶好；

小米除湿又和胃，镇静安眠有疗效；

大豆美容营养花，微量元素含量高；

五谷杂粮营养全，饮食有节要记牢；

诸君若要延年寿，食能以宜仔细调。

《戒酒记》主题歌

中央电视台八频道播

为了你的肾，为了你的胃，

为了你有个健康的心肝肺，

为了你的家庭能和美，

少醉一回是一回。

都说酒逢知己千杯少，

危难时酒肉朋友谁见过？

别指望排忧解闷儿靠一醉，

醒来时你的烦恼还得自己背。

说什么走热酒场便能进官场，

说什么酒喝透了经济能腾飞，

人生在得意之时莫尽欢，

要当心乐到极处会生悲！

为了你的肾，为了你的胃，
为了你有个健康的心肝肺，
为了你的家庭能和美，
为了你的健康少喝一杯，
为了你的亲人少喝一杯，
是这般逢场作戏何时了，
别忘了妻小倚门盼君归。

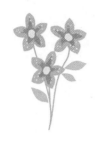

第三部分　运动健康妙言

一、格言

★如果你想强壮，跑步吧！

　如果你想健美，跑步吧！

　如果你想聪明，跑步吧！

　　　　　　　　　　——古希腊　刻在山岩上的格言

★流水不腐，户枢不蠹，动也。

　　　　　　　　　　　　　　——《吕氏春秋》

★一身动，则一身强；一家动，则一家强；一国动，则一国强；天下动，则天下强。

　　　　　　　　　　　　　　　　——清·颜无

★世界上没有一个懒人可以长寿，凡长寿的人，其一生总是积极活动的。

　　　　　　　　　　　　　　——德国　戈费良

★一个人如果不经常从事运动，身体不可能健壮。

　　　　　　　　　　　　　——英国　培根

★最容易使人衰老，最容易损害一个人的，莫过于长期不从事运动锻炼。

——古希腊　亚里士多德

★一张一弛，文武之道也。

——《礼记·杂记下》

★体育者，健康之道也。体育之效，则强筋骨也。

——毛泽东

★健康之道，常欲小劳。

——唐·孙思邈

★人同机器一样，经常运动才能不生锈。

——朱德

★我生平喜欢步行，运动给我带来了无穷的乐趣。

——美国　爱因斯坦

★健康莫善于习动，夙兴夜寐，振起精神，寻事去作。行之有常，并不困疲，日益精壮。

——颜元

★一个人如果不断地锻炼自己的身体，他就会变得健康、坚韧和敏捷。

——苏联　高尔基

★只要经常运动，饮食有度，就能长寿康宁。

——法国　伏尔泰

★日月以日行故明，水以日流故不竭，人之四肢以动故无疾。

——宋·苏轼

★当有病时，就要努力恢复健康；当健康时，则应经常从事锻炼。

——英国　培根

★没有适度的日常运动，便不可能永远健康。

——德国　叔本华

★人体欲得劳动，但不当使极耳。动摇则谷气得消，血脉流畅，病不得生。譬如户枢，终不朽也。

——晋·陈寿

★腿勤，手勤，脑勤，百病不生。

——季羡林

★动中有静，静中有动，动静相济，生理平衡，可使人健康长寿。

——孙默佛

★静以养神，动以养形，能动能静，可以健康。

——南朝·陶弘景

★养性之道，常欲小劳，但莫大疲及强行所不能堪耳。

——唐·孙思邈

★运动是健康的源泉，也是长寿的秘诀。

——马约瀚

★精神上的缺陷没有一种是不能由相当的学问来补救的；就如同肉体上的各种病患都有适当的运动来治疗一样。

——英国　培根

★文明其精神，野蛮其体质。

——毛泽东

★人的健全，不但靠饮食，尤靠运动。

——蔡元培

★发展体育运动，增强人民体质。

——毛泽东

★教育上的秘诀，便是使身心两种锻炼可以互相调剂。

——法国　卢棱

★生活多美好呀，体育锻炼乐趣无穷。

——俄国　普希金

★一个埋头脑力劳动的人，如果不经常活动四肢，那是一件极其痛苦的事。

——俄国　托尔斯泰

★我们力求使学生深信，由于经常的体育锻炼，不仅能发展身体的美和动作和谐，而且能形成人的性格，锻炼意志力。

——苏联　苏霍姆斯基

★殊不知有健全的身体，始有健全之精神；若身体柔弱，则思想精神何由发达？或曰，非困苦其身体，则精神不能自由。然所谓困苦者，乃锻炼之谓，非使人之柔弱以自苦也。

——蔡元培

★运动太多和太少，同样的损伤体力；饮食过多与过少，同样的损伤健康；唯有适度可以产生，增进，保持体力和健康。

——古希腊　亚里士多德

★早练早成功，迟练迟成功，不练不成功。

——谢觉哉

★最容易使人衰老，最容易损害一个人的，莫过于长期不从事运动锻炼。

——古希腊　亚里士多德

★走路能使你的童颜常在，运动能使你青春永驻。

——英国　盖伊

★健康的得来，需要付出一定代价：顽强的意志，克服贪图安逸的惰性，艰苦的锻炼和汗水。

——阿肯

★生命在于运动，在于静养。健康宜动，养心宜静，动静适当，形神共养，培养固体，才能使身心健康。

——杨志才

★动则体健神清，静则养心怡情，动静和韵，康乐延年。

——王元化

★天下万理，出于一动一静。

——《类经》

★动胜寒，静胜热，能动能静。所以长生。

——南朝·陶弘景

★动则不衰，乐则长寿。

——张友渔

★动则生阳，静则生阴。

——《易经》

★不欲甚劳，不欲甚速。

——明·郑瑄

★成千上万的人过早地死于机体的衰败和神经活动的破坏，其原因是他们懒于每天早晨进行系统的锻炼。

——《延年益寿》

★两手摩腹移行百步除食滞。

——《内功图说》

★运动健身祛百病，四肢不动疾缠身。健身是生命的投资，运动是健康的保险。

——舒惠民

★我不懂什么健康之道，只是生活有规律，并注意体育活动而已。

——苏步青

★身体要在锻炼中才能健壮，思想要在锻炼中才能锋利。

——刘光鼎

★心要常操，身要常劳。心愈操愈精明，身愈劳越强健，但自不可过耳。

——《呻吟语》

★走路是最好的运动，人应该养成走长路的习惯。

——美国　杰弗逊

★莫悲伤，莫泄气，以您的毅力，去锻炼，去爱体育吧，它将给你坚强的毅力和强壮的身体。

——张建忠

★运动的好处，除了强身以外，更是一个人精神保持清新的最佳途径。

——罗兰

★运动和节欲能使人在暮年还保持青春的活力。

——古罗马　西塞罗

★运动是世界上最好的安定剂。

——英国　怀特

★对人生命的最大威胁，是以车代步而不是交通事故。

——英国　怀特

★健康莫善于习动。

——清·钟镕

★体育是使人终身受益的运动，在人生旅途上，体育是生命的永远纪念。

——雷洁琼

★动静和宜，气血和畅，百病不生，乃得尽其天年。

——清·方开

★终日兀坐书房中，萎惰人精神，使筋骨皆疲软，以至天下无不弱之书生，无不病之书生。生民之祸，未有甚于此者也。

——清·钟稜

★尤其待疾病临身，呻吟求治，莫若常习片刻之功，以防后来之苦。

——《内功图说》

★劳其形者常年，安其乐者短命。

——宋·欧阳修

★不见闲人精力长，但见劳人筋骨实。

——徐荣

★生命在于矛盾，在于运动，一旦矛盾消除，运动停止，生命也就结束了。

——德国　歌德

★聪明人治病靠锻炼。

——英国　约·德莱顿

★自觉的干劲和忘我的工作，能够给精神和肉体以活力，有益于健康。

——日本　池田大作

★不言体育而空言道德，空言知识，言者暗笑，听者心厌矣，究于事实何俾之有。

——恽代英

★身体健康因静止不动而破坏，因运动练习而长期保持。

——古希腊　苏格拉底

★我宁愿我的学生打网球来消磨时间，至少还可以使身体得到锻炼。

——法国　卢棱

★体育锻炼必须慎重地进行，并不是所有的人都适合做同样的运动。

——德国　托马斯

★日复一日地坚持练下去吧，只有运动适量才能保持训练的热情和提高运动的技能。

——古罗马　塞涅卡

★静止便是死亡，只有运动才能敲开永生的大门。

——印度　泰戈尔

★生命在于运动。

——法国　伏尔泰

★运动是一切生命的源泉。

——意大利　达·芬奇

★是中学生，一定得有这个气魄：有一个挨得起饿，受得起冻，经得起跌打的身体，有一个不怕风吹，不会失眠，不知道什么叫晕眩的脑袋……

——矛盾

★我们要使每个人在各方面都发展，既会跑，又会游泳，既走得快，又走得好，使整个身体都很健康。

——《论共产主义教育》

★完全人格，首在体育。

——《蔡元培教育文选》

★凡是有志为社会出力、为国家成大事的青年，一定要十分珍惜自己的身体健康。而这必须从年轻时期就打好基础，随时随地去锻炼身体。

——《徐特立教育文选》

★读书佳者，宜有健全身体；道德高者，宜有健全身体。

——《张伯苓教育言论选集》

★体操和音乐两个方面并重，才能成为完全的人格。因为体操能锻炼身体，音乐能陶冶精神。

——古希腊　柏拉图

★在教育上，实践必先于理论，而身体的训练须在智力训练之先。

——《西方资产阶级教育论著选》

★以"动"健康，不仅"体动"，还要脑动。把脑力劳动和锻炼意志结合起来，以达到平衡气血的最佳境界，符合"内经"所称："气血正平，长有天命"。也是我"以动健康"的理论基础。

——《百位老人话健身》

★竹从叶上枯，人从脚上老，天天千步走，药铺不用找。

——《五言真经》

★活力的来源来自活动。一个长久不做体力活动的人，不但身体逐步衰弱，思想也会呆滞。

——罗兰

★健身之术在于"动"，换言之，有路自己走，有活自己干。

——张镜玄

★散步所以养神。

——清·曹廷栋

★身勤则强，逸则病。

——蔡锷

★终日稳坐，皆能凝结气血，久则损寿。

——明·龚廷贤

★健康的最好药品是运动，长寿的最好补药是美好的心情。

——官鸿珠

★长年运动，遇事冷静，豁达乐观，气宽得寿。

——刘建章

★锻炼身体我认为什么时候也不嫌早，什么时候开始也不嫌晚。早锻炼早见效，晚锻炼晚见效，坚持锻炼就有效。

——庄炎林

★锻炼身体，短期内效果不显，但持之以恒，其功自见，就像储蓄一样，零存整取，积久即成巨款。

——孙允中

★只有活动才可以除去各种各样的疑虑。

——德国 歌德

★健康是幸福的主要因素，锻炼是健康的重要保证。

——英国 詹·汤姆逊

★停止运动常常带来萎靡，随着萎靡而至的是衰老。

—— 德国　阿卜利士

★病痛叫人吃到苦头；运动使人尝到甜头；健康让人看到奔头。

—— 石冠军

★完全人格，首在体育，体育最要之事为运动。

—— 蔡元培

★无节制的活动，无论属于什么性质，最后必将一败涂地。

—— 德国　歌德

★身体常小劳，则百达和畅，气血常养，精神内生，经络运动，外邪难袭。

—— 唐·孙思邈

★人若劳于行，百病不能成。

—— 唐·孙思邈

二、成语

日锻月炼

（健康启迪）日锻月炼坚持练，坚韧敏捷体强健。

（近义成语）日积月累　日累月积　日增月益　日益月滋

　　　　　　坚持不懈　锲而不舍　坚持不渝　坚定不移

手舞足蹈

（健康启迪）手舞足蹈兴致高，精神愉悦气血和。

（近义成语）足蹈手舞　载歌载舞　能歌善舞　载兴载奔

　　　　　　活蹦乱跳　欢蹦乱跳　欢呼雀跃　支手舞脚

动静有常

（健康启迪）动静有常是铁律，寿享期颐离不了。

（近义成语）动静有法　文武之道　有劳有逸　有物有则
　　　　　　天回地转　进退有度　劳逸结合　顺其自然

见缝插针

（健康启迪）见缝插针去健康，累积功效非寻常。

（近义成语）不失时机　见机而动　见机行事　分秒必争
　　　　　　争分夺秒　见雀张罗　随机应变　见风扯篷

膝行蒲伏

（健康启迪）膝行蒲伏常锻炼，人类直立弱点克。

（近义成语）膝行肘步　肘行膝步　匍匐之救　膝行而进
　　　　　　五体投地　顶礼膜拜　拜手稽首　俯首帖耳

动若脱兔

（健康启迪）动若脱兔反应捷，坚持不懈运动功。

（近义成语）动如脱兔　行步如飞　大步流星　健步如飞
　　　　　　行化如神　动如雷霆　疾如雷电　星奔川鹜

安全第一

（健康启迪）安全第一不能忘，不伤避祸健康本。

（近义成语）安不忘危　居安思危　防患未然　防患未萌
　　　　　　有备无患　防微杜渐　未雨绸缪　曲突徙薪

有头有尾

（健康启迪）有头有尾身体安，动前动后有过渡。

（近义成语）有始有终　善始善终　首尾呼应　前呼后应
　　　　　　有条有理　有物有则　首尾贯通　井然有序

缓步代车

（健康启迪）缓步代车为强身，最好运动是步行。

（近义成语）缓步当车　安步当车　悠游自如　优游容与
稳步前进　径情而行　径情直遂　径行直遂

花拳绣腿

（健康启迪）花拳绣腿也健康，老年锻炼不受损。

（近义成语）花里胡哨　虚有其表　华而不实　华而少实
　　　　　　徒有其表　名不副实　徒有虚名　有名无实

步履如飞

（健康启迪）步履如飞中老年，腿脚强健必寿星。

（近义成语）健步如飞　大步流星　举步生风　举步如飞
　　　　　　脚不点地　行走如飞　飞檐走壁　动如脱兔

昂首挺胸

（健康启迪）昂首挺胸常常做，脊柱正直不生病。

（近义成语）昂首望天　昂然挺立　昂昂自若　昂头挺胸
　　　　　　翘首企足　翘首引领　翘足企首　翘首以待

体中何如

（健康启迪）体中何如要注意，量力而行去锻炼。

（近义成语）量力而行　实事求是　安全第一　防患未然

　　　　　　各按先理　防患未萌　防微杜渐　中庸之道

身强力壮

（健康启迪）身强力壮因锻炼，体能增强缓衰老。

（近义成语）力扛九鼎　力能扛鼎　年轻力壮　身轻体健

　　　　　　年富力强　力大无穷　身强力健　身安心泰

吃苦耐劳

（健康启迪）吃苦耐劳坚持练，结实如豹轻如燕。

（近义成语）忍苦耐劳　吃辛受苦　吃辛吃苦　忍饥受饿

　　　　　　忍饥受渴　不屈不挠　百折不挠　不饶不拙

人生在勤

（健康启迪）人生在勤逸则病，积极活动延寿命。

（近义成语）克勤克俭　勤则不匮　勤俭持家　勤学苦练

　　　　　　劳苦功高　劳而不怨　勤工俭学　艰苦朴素

三、谚语

★身体不锻炼，四十生白发；身体勤锻炼，八十不显老。

★不靠医，不靠药，天天锻炼最见效。

★要想百岁也能蹲，就要天天来抖筋。

★脑子不用不聪明，身体不练不结实。

★身体越练越强，脑子越用越好。

★动静得宜，健身益寿；动静失宜，则生百病。

★要想健康长寿，坚持体力活动。

★勤勤恳恳使你青春常在，懒懒散散使你未老先衰。

★脑子在于用，身体在于练；老人要长寿，体脑要并用。

★散步为"运动之王""百炼之祖"。

★百炼不如一走，百走不如一抖。

★长寿始于脚，脚健一身好；常做下肢操，健脚添君寿。

★人老腿先老，散步快走防衰老。

★不爱运动是最可怕的一种不良习惯。

★打套太极拳，赛过活神仙；常打太极拳，益寿又延年。

★冬天动一动，少闹一场病；冬天懒一懒，多喝药一碗。

★铁不冶炼不成钢，人不运动不健康。

★准备活动要做好，整理活动不可少。

★运动使人健康长寿，静止使人衰弱短寿。

★若要身体好，天天要做操。

★静而少动，眼花耳聋；有静有动，无病无痛。

★仙丹妙药灵芝草，不如天天身体练。

★常有小疾则慎疾，常亲小劳则身健。

★一日锻炼一日功，一日不练百日空。

★天天动，血脉通，脸色红，腰腿硬。

★运动使人灵活，不动使人呆板。

★动则体健，练则寿长；从小锻炼，受益无限。

★勤能生百巧，懒会生百病；只要多劳动，百病不上身。

★愉快防心老，运动防体衰。

★生命需要运动，长寿在于锻炼。

★若要身体健，天天要锻炼。

★练出一身汗，小病不用看。

★运动多扩胸，防止得疾病。

★勤锻炼，强筋壮骨；讲卫生，祛病延年。

★治疗忧郁的唯一方法是活动。

★运动促长寿，乐观葆青春。

★活动活动，全身轻松；运动运动，延年益寿。

★运动好比灵芝草，何必苦把仙方找。

★闲人愁多，懒人病多，忙人寿多。

★体欲常劳，劳勿过极；食宜常少，少勿至虚。

★食勿过饱，体无过劳；粗饭养人，粗活健康。

★运动能壮筋骨，汗水可去百病。

★长寿仙方何处寻，不在天上在双腿。

★外练筋皮骨，内练一口气。

★呼吸到脐，寿与天齐。

★步行是个宝，健身抗衰老。

★常洗手，病少有；常锻炼，寿延年。

★冻冻晒晒身体强，捂捂盖盖脸发黄。

★锻炼是健康的基础，卫生是健康的保证。

★饭后走百步，活到九十九。

★一个教师一路拳，各人身体各人练。

★树木就怕软藤缠，身体就怕不锻炼。

★坐如钟，立如松，卧如弓，行如风。

★饮食贵于节，运动贵于恒。

★打拳跑步舞剑，健康要靠锻炼。

★不怕年老，就怕躺倒；适度锻炼，妙药灵丹。

★石闲生苔，人闲生病，病人老睡成死人。

★丰收靠劳动，健身靠运动。

★坐下腰不躬，立起要挺胸。

★饭后稍休息，再去百步走。

★梳头十分钟，轻松防中风。

★早梳头，晚洗脚，不用吃补药。

★有钱常吃药，无钱常洗脚。

★锻炼是灵丹，卫生是妙药。

★身体锻炼好，八十不服老。

★多劳动，多走路，舒筋活络壮六腑。

★早起走一走，不为百病愁；早起做做操，保健又防老。

★精神不运则愚，血脉不通则病。

★户外风光无限，随意漫步不可少。

★别让今天的疲劳，变成明天的疾病。

★疾病是吃出来的，健康是走出来的。

★运动生阳，静健康阴；阴阳平衡，健康一生。

★中老年最佳锻炼，轻松的"温和运动"。

★动静合宜，气血和畅；百病不生，尽其天年。

★生命宜小火微燃，才能活得健康长久。

★神仙的唯一工作，就是练习呼吸。

★最好的心静是宁静，最好的运动是步行。

★生命在于运动，生命也在于静养。

★运动可代替药物，没有药物代运动。

★运动是良好的补脑剂，运动能唤起乐观情绪。

★崇尚自然，享受阳光；投身运动，储蓄健康。

★若要长生，运骨动筋；若要体健，天天锻炼。

★多吃少动易发胖，少吃多动利健康。

★懒散易生病，勤劳可健身；从小爱劳动，老来药不用。

★多动脚趾益健康，勤练腿脚防衰老。

★镜子不擦有灰尘，人不勤劳成废人。

★合谷、内关、足三里，日按一遍健全身。

★基本吃素，坚持走路，心情舒畅，劳逸适度。

★早操晚散步，胜过良药补。

★早起做早操，健康又益寿。

★二条腿等于二位名医。

★路不常走草成窝，坐立不直背变驼。

★要练功，不放松；要练武，不怕苦。

★跑跑跳跳浑身轻，不走不动多生病。

★夏游泳，冬长跑，一年四季广播操。

★早起运动腰，一天身体好。

★锻炼不刻苦，纸上画老虎。

★阳光、空气、水和运动，生命、健康、长寿的源泉。

★每天锻炼一小时，健康生活更精彩。

★最好的医生是自己，最好的药物是时间。

★静而少动，体弱多病；有静有动，无病无痛。

★长寿始于脚，腿老催人老；常做下肢操，脚健一身好。

★烦恼是想出来的，痛苦是比出来的。

★世界上最棒的健身房，其实就在你脚下。

★只有让脚忙起来，健康长寿才有望。

★老年人力量训练，哑铃是最佳选择。

★太极拳就是气功，是气功中的动功。

★过度训练伤膝部，寒冷雾天忌室外。

★合理饮食和运动，任何药物比不上。

★伸展五分钟，全身都轻松；一天舞几舞，活到九十五。

★结实如豹子，轻盈如燕子。

★节制和劳动是人类两个真正的医生。

★劳动可以强身，逸淫足以亡身。

★身体常运动，全身关节松；阴阳得调和，脏腑经络通。

★想要百岁也不矮，就要天天关节动。

★下肢多锻炼，防止腰腿痛；踢脚脚面蹦，能壮下肢功。

★少时练得一身功，老来健康少生病。

★身怕不动，脑怕不用；动则不衰，用则不退。

四、诗·歌·诀

健康十六宜

清·汪昂

发宜常梳，面宜多擦，目宜常运，耳宜常弹，

齿宜数叩，舌宜舔腭，津宜数咽，浊宜常呵，

背宜常暖，胸宜常扩，腹宜常摩，谷道宜常提，

肢节宜常摇，足心宜常擦，皮肤宜常干沐浴（即擦摩），

大小便宜闭口勿多言。

太极推手歌诀

王宗岳修订

棚捋挤按须认真，上下相随人难进。

任你巨力来打我，牵动四两拨千斤。

引进落空合即出，粘连粘随不丢顶。

太极拳练法要点歌诀

明·王宗岳

太极拳本内家拳，不用拙力意当先。

虚灵顶颈神贯注，下颏收回即自然。

含胸自然能拔背，切莫形成"罗锅肩"。

练时沉肩又坠肘，肩耸肘悬不是拳。

塌腰能起全身力，腰不塌住灵活难。

二腿弯曲分虚实，太极要义在里边。

呼吸下沉丹田穴，纯任自然莫强牵。

上下相随成一体，动作绵绵永相连。

动中求静静中动，练时神气务周全。

切记要点莫遗忘，持久习练益自显。

太极十三势歌诀

明·王宗岳

十三总势莫轻识，命意源头在腰隙，

变转虚实须留意，气遍身躯不稍痴。

静中触动动犹静，因敌变化是神奇，

势势存心揆用意，得来不觉费功夫。

刻刻留心在腰间，腹内松静气腾然。

尾闾中正神贯顶，满身轻利顶头悬。

仔细留心向推求，屈伸开合听自由，

入门引路须口授，功用无息法自体。

若言体用何为准，意气君来骨肉臣，

详推用意终何在？益寿延年不老春。

歌兮歌兮百四十，字字真切义无疑，

若不向此推求去，枉费工夫遗叹惜。

五禽戏

东汉·华佗

古之仙者，为导引之事，熊经鸱顾，

引挽腰体，动诸关节，以求难老，

吾有一术，名五禽之戏：一曰虎，二曰鹿，

三曰熊，四曰猿，五曰鸟，亦以除疾。

静久动乃宜

明·陈献章

吾衰何所之，俯仰在一席。

舍旁有小水，相望渺南北。

静久动乃宜，住多行亦得。

朝往暮南还，路旁事旧识。

故人邀我饭，半晌吾未惜。

东老对回公，神仙无恶客。

晚步吟

宋·邵雍

晚步上阳堤，手携筇竹枝。

静随芳草去，闲逐野云归。

月出松梢处，风来苹末时，

林间此光景，能有几人知。

风筝

五代·高骈

夜静弦声响碧空，宫商信任往来风。

依稀似曲才堪听，又被风吹别调中。

扫地

宋·陆游

一帚常在旁，有暇即扫地。

既省课堂奴，亦以平气血。

按摩与导引，虽善亦多事。

不如扫地法，延年直差异。

大笔吟

宋·邵雍

酒喜小杯饮，诗忻大字书。

不知人世上，此乐更惟知。

书意

宋·陆游

整书拂几当儿嬉，时取曾孙竹马骑。

故故小劳君知否，户枢流水即吾师。

苏堤清明即事

宋·吴惟信

梨花风起正清明，游子寻春半出城。

日暮笙歌收拾去，万株杨柳属流莺。

新正十一月怀乡

清·袁牧

自觉山人胆是夸，行年七十走天涯。

公然一万三千里，听水听风笑到家。

围棋

明·高启

偶与消闲客，围棋向竹林。声敲惊鹤梦，局罢转桐阴。

对坐忘言久，相攻运意深。此间就有乐，何用桔中寻。

老行

清·袁牧

老行万里全凭胆，吟向千峰屡掉头。

总觉名山似名士，不蒙一见不甘休。

偶成

清·袁牧

闲扫萧斋静扫蝇，修行何必定如僧？

幽兰花里熏三回，只觉身轻欲上升。

逢老人

清·隐峦

路逢一老翁，两鬓白如雪。

一里二里行，三回五回歇。

人勤则健

清·曾国藩

家勤则兴，人勤则健；

能勤能健，永不贫贱。

渔父歌

唐·高适

曲岸深潭一山叟，驻眼看钩不移手。

世人欲得知姓名，良久问他不开口。

笋皮笠子荷叶衣，心无所营守钓矶。

料得孤舟无定止，日暮持竿何处归。

钓鱼绝句

清·纪晓岚

一篙一橹一孤舟，一个渔翁一钓钩。

一拍一呼又一笑，一人独占一江秋。

钓鱼一字诗

宋·苏东坡

一帆一桨一扁舟，一个渔翁一钓钩。

一俯一仰一场笑，一江明月一江秋。

食后百步

南朝·陶弘景

食后徐徐行百步，两手摩胁并腹肚。

须臾两手摩肾堂，谓之运动水与土。

田园杂诗

明末清初·钱秉镫

春天不久晴，衣垢及时浣。

身上何所著，敝襦及胫短。

家人念我寒，一杯为斟满。

酒满不可多，农事不可缓。

奋身田野间，襟带忽以散。

乃知四体勤，无衣亦自暖。

君看狐貉温，转使腰肢懒。

散步健身歌

佚名

腾越·刘志碧编"健康诀窍歌谣"

人老先从哪里老？腿脚不灵脚先老。

要防脚老靠锻炼，运动首推散步好。

两眼平视正前方，昂首推胸伸直腰；

双手摆动有节律，两脚大步莫辞劳；

呼吸自然体态正，眉展心舒微带笑；

聚精会神身放松，周围热闹不去瞧；

着装得体鞋要宜，人多地滑防摔跌；

走完出点毛毛汗，最好洗个热水澡；

四肢五脏活动到，理气活血助消化；

强肾健体舒筋骨，增强体质又健脑；

坚持散步胜补药，劝君莫要放过了。

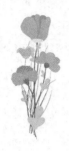

第四部分　其他健康妙言

一、格言

★志闲而少欲，心安而不惧，形劳而不倦。

——《素问·上古天真论》

★人身之精气如油，神如火，火太旺，则油易干，神太用，则精气易竭。

——清·程文囿

★我命在我，保精爱气，寿无极也。

——明·徐春甫

★夫精者，身之本也。冬藏于精者，春不病瘟。

——《素问·金匮真言论》

★以自然之道，养自然之身。

——宋·欧阳修

★健康莫大于顺天时。

——清·王应鹤

★春夏之时，阳盛于外而虚于内；秋冬之时，阴盛于外而虚于内，故圣人春夏养阳，秋冬养阴，应从其根而培养之。

——清·张志聪

★采菊东篱下，悠然见南山。

——晋·陶渊明

★凡大寒大热，大风大雾，皆宜避之，不可持之强健而不畏也。

——明·万全

★智者之健康也，必顺四时而适寒暑，和喜怒而安居处，带阴阳而调刚柔。如是则僻邪不至，长生久视。

——《黄帝内经》

★上古之人，其知道者，法于阴阳，和于术数，食饮有节，起居有常，不妄作劳，故能形于神俱，而尽终其天年，度百岁乃去。

——《黄帝内经》

★老年人着衣戴帽，适体而已，非为容也。热即脱，冷即着。

——清·曹庭栋

★凡眠，先卧心，后卧眼。

——唐·孙思邈

★饥而睡不安，则宜少食；饱而睡不安，则宜少行走。

——金·李果

★食取称意，衣取适体，即是健康之妙药。

——清·曹庭栋

★安寝乃人生最乐，古人有云："不觅仙方觅睡方"。

——清·张英

★健康之诀，当以善睡居先，睡能还精，睡能养气，睡能健脾养胃，睡能坚骨壮筋。

——清·李渔

★壮而身色有节，强而寿。

——南朝·陶弘景

★长生之要，其在房中。

——明·吴正伦

★避色如避箭，避风如避仇，莫吃空心茶，少食申后饭。

——元·忽思慧

★《阴简经》曰：淫声美色，破骨之斧锯也。世之人，若不能秉灵烛以照迷情，持慧剑以割爱欲，则流浪生死之海，害生于恩也。

——元·李鹏飞

★欲不可纵，志不可满，乐不可及。

——《礼记·曲礼上》

★外之所避，内得其守，病安从来？

——清·高世栻

★口中言少，心中事少，肚里食少，有此三少，神仙可到。酒宜节饮，忿宜速惩，欲宜力制，依此三宜，疾病自稀。

——清·沈复

★识医者，多高寿。

——苏步青

★疾病尤可疗，药伤最难医。

——明·李中梓

★欲求长生者，须以饭食为大补良方，独宿为延年补品。

——清·刘清臣

★能欣赏音乐的人，很少有无法排解的寂寞。真爱音乐的人多能保持心境的平和与为人的善良。

——罗兰

★领悟音乐的人，能从一切世俗的烦恼中超脱出来。

——德国　贝多芬

★音乐是医治思想疾病的良方。

——奥地利　海顿

★音乐是人生最大的快乐，音乐是生活的一股清泉，音乐是陶冶性情的熔炉。

——冼星海

★美术使人的手、头脑、心灵浑然一体。

——美国　雷诺兹

★艺术是一种享受，一切享受中最迷人的享受。

——法国　罗曼·罗兰

★放松与娱乐，被认为是生活中不可缺少的要素。

——古希腊　亚里士多德

★终日埋头工作，不去玩耍，聪明的孩子也会变傻。

——美国　詹·豪厄尔

★适度的娱乐能放松人的情绪，陶冶人的情操。

——古罗马　塞涅卡

★收藏便是静中的享受，闲里的纳福，可谓其乐无穷。

——郑逸妹

★旅行对我来说，是恢复青春活力的源泉。

——丹麦　安徒生

★谁想快乐地旅行，谁就必须轻松地旅行。

——法国　圣·埃克苏佩里

★乘兴而行，尽兴而返。

——刘义庆

★唯有对外界事物抱有兴趣，才能保持人们精神上的健康。

——英国　罗素

★一个明智地追求快乐的人，除了培健康活赖以支撑的主要兴趣之外，总得培养其他许多闲情逸趣。

——英国 罗素

★真正的闲暇并不是什么也不做，而是能够自由地做自己感兴趣的事情。

——爱尔兰 萧伯纳

★安闲有益于身心。

——古罗马 奥维德

★无论身份高低，只要会消遣就是幸福。

——法国 帕斯卡

★玩笑和幽默不仅令人开怀，而且还常有妙用。

——古罗马 西塞罗

★对人类幸福来说，菜肴的创新要比新星的发现贡献更大。

——法国 萨瓦朗

★懂得堂堂正正地享受人生，这是至高的甚而是至圣的完美品德。

——法国 蒙田

★心灵的甜蜜在于享乐适度，使欲望和烦恼无由产生。

——法国 卢梭

★养性之道莫久行久坐、久卧久听，莫强食饮，莫大醉，莫大愁忧，莫大哀思，此所谓能中和，能中和者久必寿也。

——陶弘景

★适当的休息是健身的主要秘诀之一，万不可忽略。

——陶行知

★世界上最好的药品是休息和节食。

——美国 富兰克林

★忽略健康的人，就是等于与自己的生命开玩笑。

——陶行知

★健康是至上的快乐，可以说是一切快乐的根本。

——英国　托马斯·莫尔

★有规律的生活原是健康与长寿的秘诀。

——法国　巴尔扎克

★万物有自然之理，圣人只是顺之，不曾增加一毫。

——胡居仁

★大自然充满了一种使人心平气和的美与力。

——俄国　列夫·托尔斯泰

★只要你有一件合理的事去做，你的生活就会显得特别美好。

——美国　爱因斯坦

★大事不糊涂，小事必马虎。

——法国　蒙田

★因病得闲殊不恶，安心是药更无方。

——宋·苏轼

★心胸坦荡，意志坚强；经常运动，锻炼身体；起居有时，饮食节制；养花读书，修养心性。

——张学良

★人不像动物，人能领略出生活的唯一目的就是享受生活。

——英国　巴特勒

★对于自己的行动，不要后悔，也不要过于在意，人生一切都是实验。实验的次数越多，对我们越有利。

——美国　爱默生

★发是血之余，一日一次梳；足是人之底，一夜一次洗。

——宋·温革

★善养鱼者治其水，善养人者治其气。

——明·庄元臣

★欲不可纵，纵欲成灾；乐不可极，乐极生哀；可谓中和健康矣。

—— 明·万全

★吃饭莫饱，走路莫跑，说话要少，睡觉要早，遇事莫恼，经常洗澡。

—— 谢觉哉

★多学武生，少见医生；多游四方，少看药方；多喝茶水，少挂盐水。

—— 王培明

★早起冷水脸，永葆青春颜，晚泡热水脚，祛病更延年。

—— 阙艳华

★清晨慢跑舒筋活血，夜晚静坐安心怡神。

—— 杨雪嘉

★长寿四部曲：心不烦，脸不板，嘴不贪，体不懒。

—— 柴满娟

★人简单就会年轻，一世故就会老。

—— 周国平

★健康是一种智慧，非医学规律所能囊括，在自己观察的基础上，找出什么对自己有益，什么对自己有害，乃是最好的保健药品。

—— 英国　培根

★人们并非像想象中的那样脆弱，把生活节奏安排得适度紧张些，人只会从紧张状态中有所收益，有利于健康长寿。

—— 英国　拜伦

★通往长命百岁之路，除了家庭遗传因素和意外的灾难以外，主要要看自己是否注意健康。

—— 法国　阿酋木阿吉

★我的长寿奥妙有二：一是经常参加体力劳动，二是来不抽烟喝酒。

—— 德国　厄塔姆·卡约拉

★我们的身体要过着一种有规则、有节制的生活，方才能保持健康精壮。

——捷克　夸美纽斯

★脚要保持暖和，饭莫要吃得过多。

——法国　罗曼·罗兰

★习文练武，瞑目静坐；诗书音乐，游览山河。

——《武则天健康诀》

★大丈夫当容人，不可为人容；当制欲，不可为欲制。

——明·高谦

★良药苦口利于病，忠言逆耳利于行。是非只因多开口，烦恼皆因强出头。

——清·周希陶

★聪明的人永远不会在那里为他们的损伤而悲伤，却会很高兴地去找出方法弥补他们的创伤。

——英国　莎士比亚

★一个人思考太多，就会失去做人的乐趣。

——英国　莎士比亚

★最近有二事效法祖父：一曰起早，一曰勤洗脚，似于身体大有裨益。

——清·曾国藩

★早睡早起，健康财富，聪明将会伴随你。

——《金钱与艺术》

★人活着应该把更多的情感赋予喜欢，而不是讨厌。

——《我是刘心武》

★太乙真人健康七法：一者少言语养内气；二者戒色欲养精气；三则薄滋味养气血；四则咽津液养脏气；五则莫嗔怒养肝气；六则美饮食

养胃气；七则少思虑养心气。

——元·邹铉

★药为治病而设，非健康之物也。

——清·王世雄

★大抵老人药饵，止是扶持之法，只可用温平顺气，进食补虚，中和之药治之。

——宋·陈直

★俭于听可以养虚。俭于视可以养神。

俭于言可以养气。俭于和可以获福。

俭于嫔嫱可保寿元。俭于心神可出生死。

俭于饮食可以养胃。俭于嗜欲可以延生。

俭于日用免空乏。俭于应酬可以节劳碌。

故孔圣谓："与其奢也宁俭"。

——清·郑观应

★保养之方，以节思虑，慎起居为最要，饮食寒暑又其次也。

——清·左宗棠

★万病之毒，皆生于浓，我以一味解之曰：淡。

——清·石成金

★琴医心，花医肝，香医肺，石医肾，泉医脾，剑医胆。

——清·朱锡绶

★流水之声可以养耳，青禾绿草可以养目，观书绎理可以养心。

——清·竹伯房

★音乐，可以导养神气，宣和情志。

——三国·嵇康

★歌咏可以养性情，舞蹈可以养血脉，利筋骨。

——明·龚居中

★善健康者，慎起居，节饮食，导引关节，吐故纳新。

——宋·苏轼

★行欲疾而稳，立欲定而恭，坐欲端而正，声欲清而和。

——清·金缨

★至于药饵，往往招来真气之药少，攻伐和气之药多。故善服药者，不如善保养。

——元·邹铉

★使人疗，不若先自疗。

——清·尤乘

★事亲者，不可不知医。

——元·邹铉

★腹为五脏之总，故腹喜暖，老人下元虚弱，更宜加意暖之。

——清·曹庭栋

★体弱人每事当知所节。节欲、节劳、节饮食，此真大要。

——明·吴承昊

★善健康者，保守真元，外邪客气，不得而干之。

——元·邹铉

★健康之法，约有五事：一曰眠食有恒，二曰惩忿，三曰节欲，四曰每夜临睡洗脚，五曰每日两饭后各行三千步。

——清·曾国藩

★至于养病之诀，总在清心寡欲，慎起居，节饮食，省酬应，除烦恼数端，是在尔自己善为保爱，不在药饵。

——清·左宗棠

★避暑有妙法，不在泉石间。宁心无一事，便到清凉山。

——宋·温革

★当严寒之时，行往坐卧，护身周密，故不犯寒毒。

——宋·朱肱

★延寿之法，惟自护其身而已。冬温夏凉，不失时序，即所以自护其身也。

——清·徐文弼

★趣味是人生中不可缺少的东西，一切的力量，一切的创造，一切的罪恶，全在这为了得到真正的快乐，避免烦恼和脑力的过度紧张，我们都应该有一些嗜好。

——英国　丹吉尔

★一个有勃勃生机和广泛兴趣的人，可以战胜一切不幸。

——英国　罗素

★如果享受工作的乐趣，那么人生是天堂。

——苏联　高尔基

★家庭生活的乐趣是抵抗坏风气毒害最好良药。

——法国　卢棱

★生活中有许多小小的趣味，只要我们知道去把握，它就会使生活的面目可爱起来。

——罗兰

★别人认为你干不成的事干成了，这就是人生最大的乐趣。

——英国　白哲特

★娱乐至少与工作有同等的价值，或者说娱乐是工作的一部分。

——冰心

★我们的心智需要松弛，倘若不进行一些娱乐活动，精神就会垮掉。

——法国　莫里哀

★让我们享受人生的滋味吧。如果我们感受得越多，我们就会生活得越长久。

——法国　法郎士

★任何名胜，游览一次有一次的情趣，再游览便是另一种风光。

——梁实秋

★旅游是获得愉悦感和浪漫性的最好的媒介。

——美国　麦金托什

★起居时，饮食节，寒暑适，则身和而寿命益。

——东周·管仲

★健康之道以不损为要，延命之术以有补为先。

——施肩吾

★健康长寿之道重要的一端就是一个人应当把各种相反的习惯换着练习练习，但是在轻重之间应当稍重于那有益于人的一端。

——英国　培根

★冬天不欲极温，更不欲极凉。

——晋·葛洪

★身体上的疾病，我们往往以为仅仅和身体有关。然而说到底，它也许只是心灵有恙的一个症状。

——美国　霍桑

★过多的休息和过少的休息，同样使人疲劳。

——瑞士　希尔泰

★身体健康，起居有节，延年益寿。生活没有节制，往往缩短寿命。

——西班牙　塞万提斯

★做有意义的事情，其本身就是对生活的享受。

——法国　卢棱

★享受也像劳动一样需要休息。

——俄国　车尔尼雪夫斯基

★正当的游玩，是辛苦的慰劳，是工作的预备。

——丰子恺

★在生活中，你不会永远有特权去做你高兴的事，但是你有权利从你的所作所为中得到最多的乐趣。

——美国　比尔·利特尔

★无论主持家政，钻研学问，外出行猎或处理其他事务，都应当以不失乐趣为限度。

——法国　蒙田

二、成语

独具一格
（健康启迪）独具一格悟健康，免蹈多数人早夭。

（近义成语）别具一格　独见之明　别出心裁　匠心独具

　　　　　　鹤立鸡群　标新立异　独开生面　独辟蹊径

参禅悟道
（健康启迪）参禅悟道修身心，心平气和人康宁。

（近义成语）参禅打坐　打坐参禅　看破红尘　修身洁行

　　　　　　修心养性　修身养性　清心寡欲　清静无为

洗耳恭听
（健康启迪）洗耳恭听心率稳，平心静神血压降。

（近义成语）倾耳细听　倾耳而听　全神贯注　倾耳注目

　　　　　　聚精会神　倾耳拭目　拭目倾耳　恭恭敬敬

水木清华
（健康启迪）水木清华居住地，健康益寿功效显。

（近义成语）水石清华　山清水秀　山明水净　鸟语花香

　　　　　　依山傍水　绿草如茵　莺歌燕舞　青山绿水

诗情画意

（健康启迪）诗情画意境优美，常练书画能益寿。

（近义成语）画意诗情　诗意盎然　诗中有画　画中有诗
　　　　　　诗以寄志　画龙点睛　画鱼入池　吟风弄月

高唱入云

（健康启迪）高唱入云情绪昂，且能增加肺活量。

（近义成语）高唱凌云　高歌猛进　声如洪钟　声振林木
　　　　　　声闻于天　声振屋瓦　笙歌鼎沸　歌声绕梁

简要不烦

（健康启迪）简要不烦顺自然，清心寡欲寿命长。

（近义成语）避繁就简　简要清通　简单明了　简明扼要
　　　　　　省烦从简　简捷了当　省欲去奢　省吃俭用

聊以自娱

（健康启迪）聊以自娱是智者，健康秘诀是自乐。

（近义成语）聊以自慰　聊以自遣　聊以解嘲　逍遥自娱
　　　　　　怡然自得　陶然自得　逍遥自得　怡然自乐

美意延年

（健康启迪）美意延年效可靠，此举不花一分钱。

（近义成语）春花秋月　秋月春花　乐乐陶陶　知足常乐
　　　　　　悠然自得　乐在其中　心满意足　喜气洋洋

破除迷信

（健康启迪）破除迷信信自己，健康应以感觉准。

（近义成语）破旧立新　移风易俗　实事求是　断事以理
　　　　　　移风革俗　易俗移风　审思明辨　离弦走板

胜任愉快

（健康启迪）胜任愉快工作乐，幸福生活延年寿。

（近义成语）安居乐业　躬耕乐道　安土乐业　安家乐业
　　　　　　乐业安居　安生乐业　乐在其中　乐此不疲

移气养体

（健康启迪）移气养体要坚持，康健延年基础坚。

（近义成语）颐性养寿　颐神养性　修身养心　修心养性
　　　　　　修身立节　修身洁行　颐精养神　三省吾身

适者生存

（健康启迪）适者生存适者寿，随遇而安顺自然。

（近义成语）安常处顺　适者有寿　随遇而安　随时制宜
　　　　　　因地制宜　安之若素　适以相成　顺其自然

急脉缓受

（健康启迪）急脉缓受事从容，心态平静健康随。

（近义成语）急脉缓灸　急流勇退　临危不乱　从容对应
　　　　　　缓兵之计　刚柔相济　从容不怕　以柔克刚

胆大心细

（健康启迪）胆大心细事健康，既要创新又谨慎。

（近义成语）胆大心小　艺高胆大　心细胆粗　胆大心雄
　　　　　　心细如发　谦虚谨慎　从容不迫　心细于发

留有余地

（健康启迪）留有余地不极端，健康妙在中庸道。

（近义成语）绰有余地　细水长流　养精蓄锐　中庸之道
　　　　　　事宽即圆　从容自若　事半功倍　积谷防饥

三、谚语

★午休如食健身丹，劳动如服长寿药。

★一身之气贯于耳，常搓勤揉体安康。

★上捂不如下捂，下捂加条棉裤。

★夏日消暑电扇为宝，合理使用特别重要。

★健康之道，顺乎自然；应节顺时，健身长寿。

★春天是个发病天，一天三变孩儿脸。

★一场秋雨一场寒，十场秋雨得穿棉。

★春夏鸡鸣宜早起，秋冬日出始穿衣。

★植树栽花又种草，环境优美疾病少。

★人能克己身无患，事不欺人睡自安。

★肾精人之宝，不可轻放跑；惜精即惜命，精固人难老。

★空气流通，病菌失踪；讲究卫生，减少疾病。

★干干净净一身轻，不干不净一身病。

★常洗衣服常洗澡，常晒被褥疾病少。

★眼里有病来自手，肚里有病来自口。

★日咽唾液三百口，一生活到九十九。

★夜里洗个热水脚，省得吃个老母鸡。

★鸟儿花香益健康，琴棋书画人长寿。

★仙丹妙药，不如天天听听音乐。

★钓鱼钓鱼，十钓九娱；钓鱼钓鱼，逸情养性。

★头为精明之府，日梳五百病除。

★白玉齿边有玉泉，涓涓育我度长年。

★叩齿咽津有奇效，唾液健康能长寿。

★病灾不染清洁地，福寿常临健康家。

★戒色可保寿，戒斗可免祸。

★老伴老伴，老来是伴；夫妻分床，长寿健康。

★要想身体好，睡早起得早。

★晚睡迟起懒在床，日日如此寿不长。

★财物多不算富有，真正的富有是精神的富有。

★要想健康寿长，久住山村水乡。

★坐立应有相，起居宜有节。

★现代生活现代病，空调引发冷气病。

★老人不可着凉，小儿不宜过暖。

★三月四月孩儿脸，清明前后乱穿衣。

★谁能够驾驭时间，谁就能驾驭生活。

★活到老，学到老，学到八十还嫌少。

★小病不治成大病，漏眼不塞大堤崩。

★百病自有百药医，就怕有病乱投医。

★电视机前喝杯茶，养目护体又解乏。

★树木将老防根烂，人到中年防肾衰。

★有钱难买一身安，生病方知健是仙。

★精神空虚催人老，生活多彩寿缘高。

★白露不露身，寒露不露脚；未吃端午粽，寒衣不要送。

★要想身体好，娶妻莫过早；要活九十九，不嫌妻子丑。

★粗食和新鲜空气是健康的源泉。

★饮食好，休息好，快乐多，三者乃除病益寿之良方。

★睡觉不蒙头，清晨郊外走；无事勤扫屋，疾病绕着走。

★天怕乌云地怕荒，人怕疾病草怕霜。

★要想生活得快乐，就必须热爱生活。

★智者健康也，必须顺四时而调寒暑。

★虫凭蠕动寻食，人凭劳动养身。

★没钱买肚肺，睡觉养精神。

★耳不淘不聋，牙不剔不稀。

★养心养性必养花，养花能把急躁煞。

★音乐能使人长寿，噪音能使人致夭。

★麻将麻将，玩要得当；若不得当，有害健康。

★预防伤风和感冒，小心着凉最重要。

★要把龋齿防，莫要乱吃糖；胡须不要拔，越拔越麻达。

★药治不死病，佛渡有缘人；是药皆治病，当今无死人。

★三分医治七分养，吃药不如自调理。

★有钱难买君王寿，无药能医禄命终。

★六十七八像个小伢；老当益壮，皓首丹心。

★疮是抓起来的，病是娇起来的。

★四十岁以前用健康换钱，四十岁以后用钱换健康。

★治病不如养病，养病不如防病。

★人到中年万事忙，注重健康保健康。

★丹青不知老将至，性耽金石乐延年。

★看花解闷，听曲消愁；书画益寿，素食延年。

★歌咏养性情，舞蹈养血脉。

★习练书法，身心受益；笔下生力，墨里增寿。

★养花种草，不急不恼；有动有静，不生疾病。

★富人吃药，穷人洗脚；睡前烫脚，胜吃补药。

★朝暮叩齿三百六，七老八十牙不落。

★日光不照临，医生便上门；常常晒太阳，身体健如钢。

★衣服身体净，不得皮肤病；指甲常剪短，疾病不传染。

★蚊子苍蝇消灭光，身体健康有保障。

★劝人美色切莫贪，贪色好比上刀山。

★吃罢午饭睡一觉，健健康康活到老。

★没事常思有事时，让人三分不算痴。

★说说笑笑散散心，不说不笑要生病。

★知足无忧人长寿，勤劳壮骨体康强。

★名誉是人的第二条生命，信心是长寿的精神支持。

★千里行善善犹不足，一日行恶恶自有余。

★生活简单自然好，灵丹妙药开怀笑。

★万两黄金未为贵，一家安乐值钱多。

★一碗饭填不饱肚子，一口气能把人撑死。

★愉快的心境是天上的殿堂，抑郁的心情是地上的牢房。

★失意时处之以顺，快意时处之以淡。

★衣服不在绫罗，暖和便好；饮食不在珍馐，一饱便好。

★每顿少三口，饭后百步走；睡觉不蒙首，健康又长寿。

★春不减衣，秋不加帽；勤穿勤脱，胜吃补药。

★二月休把棉衣撇，三月还有梨花雪。

★重病难过冬至节，过了冬至可过年。

★坐要正，站挺胸，走起路来脚生风。

★老年穿鞋有三条，保暖宽松防滑倒。

★头对风，暖烘烘；脚对风，请郎中。

★入房过度，伤肾减寿；节欲养精，康复之本。

★勤劳防穷，卫生防病；经常洒扫，瘟神逃跑。

★雨有云，病有因，消灭"四害"除病根。

★机器不擦要生锈，卫生不讲要短寿。

★刷完牙，再睡觉，保护牙齿有奇效。

★愉快劳动精神好，足够休息保护脑。

★收藏喜悦乐悠悠，挺胸昂首放歌喉。

★平静之时要谨慎，艰险之时要坚强。

★长寿有三道：早起看星斗，晚饭少吃口，老婆长得丑。

★为了提高健康水平，一生都要健康投资。

★露水里走，浓雾里逃，伤风咳嗽自家熬。

★敬重长辈自家福，敬重田稻自家谷。

★宁可一日无钱使，不可一日坏行止。

★若使年华虚度过，到老空留悔恨心。

★年轻时身体换钱，年老时难换健康。

★凡事留有二分余地，八分主义打造健康。

★软硬适中的床和枕头，保护脊椎有很好效果。

★一朝寒气一身病，一日不散十年痛。

★手淫有害，精贵于血；千年古训，不可小视。

★万恶淫为首，艳福不是福；淫欲伤害人，常常胜刀剑。

★色字头上一把刀，戒色不如先避色。

★热水泡脚，胜吃补药。

★浪费时间等于缩短寿命，消磨岁月就是浪费青春。

★青春不存钱，老来吃黄连；少年享福多，老来受罪多。

★红尘不到闲人地，白发多生忙客头。

★少年莫笑白头翁，花开能有几回红。

★红颜女子多薄命，常言福多丑人边。

★个人得失休计较，理智宽容贵如金。

★但得五湖明月在，春来依旧百花香。

★无病其身，不知其乐；病生才知无病之乐。

★知事少时烦恼少，识人多处是非多。

★戒酒戒头一盅，戒烟戒头一口。

★酒色财气四把刀，迷了心窍自己倒。

★室雅何须大，花香不在多；家庭要舒适，家具要适当。

★老年人睡个好觉就精神焕发，年轻人吃饱肚子就浑身是劲。

★吃饱午饭睡一觉，健健康康活到老。

★睡好的眼，养好的病；病无良方，自解自乐。

★中午不睡，下午崩溃；夜睡不好，午睡来补。

★虚精养神，淡泊名利；知足常乐，可活百岁。

★长寿秘方：心态平和，适当运动，家庭和睦。

★血液变干净，健康不生病；要想血液好，先要心情好。

★健康的事情不要随大流，大多数人活不到百岁。

★生命之道就是平衡之道，健康秘诀就是保持平衡。

★万病皆因阴阳不调，健康就是平衡阴阳。

★衡量营养状况好坏，就看体重是否正常。

★心态平和，与世无争；从容应对，不急不恼。

★动脉硬化无良药，适度运动最有效。

★经络不通因堵塞，拍拍敲敲能打通。

★血黏度高是万病之源，健康之道稀释血黏度。

★好人老睡成病人，病人老睡成死人。

★日行百里夜行房，百日不到见阎王。

★讲卫生，身体健康；环境美，心情舒畅。

★饥洗澡，饱洗澡，对于健康都不好。

★暖背心，搓脚心，长期坚持少毛病。

★热带衣服饱带粮，登山莫忘带拐杖。

★只有冻死的苍蝇，没有累死的蜜蜂。

★闲时不妨吹口哨，娱乐健身都需要。

★抓痒容易成疮，抓痣容易成癌。

★立夏时节称体重，预测疾病好传统。

★善待健康，善待生命；尊重自己，爱戴家人。

★健康是公平的，人人有权享有。

健康是无价的，胜过你的财富。

★吃药不如自养病，自养则病安康快。

★梳头十分钟，预防脑中风。

★午睡能减少许多的疾病，午睡是血压的稳定阀。

四、诗·歌·诀

午梦

宋·陆游

苦爱幽窗午梦长，此中与世暂相忘。

华山处士如容见，不觅仙方觅睡方。

泛舟过金家梗赠卖薪王翁

宋·陆游

老人不复事农桑，点数鸡豚亦未忘。

洗脚上床真一快，稚孙渐长解烧汤。

春日

宋·朱熹

胜日寻芳泗水滨，无边光景一时新。

等闲识得东风面，万紫千红总是春。

春风

宋·释云

春风有时恶，春风有时好。

人竟逐春风，却被春风恼。

秋词

唐·刘禹锡

自古逢秋悲寂寥，我言秋日胜春潮。

晴空一鹤排云上，便引诗情到碧霄。

戒烟

清·李璋煜

劝我民，莫吸烟；五脏六腑都熬煎。

甘之如饴真鸩毒，想一想，吸不吸？

速死由己不在天。

能寐吟

宋·邵雍

大惊不寐，大忧不寐。大伤不寐，大病不寐。

大喜不寐，大安能寐。何故不寐，湛于有累。

何故能寐，行于无事。

道林养性

唐·孙思邈

美食不熟嚼，生食不粗吞。

问我居止处，大宅总树林。

胎息守五藏，气至骨成仙。

传诚语高明，热行宜见诃。

和邵尧夫安乐窝中职事吟

宋·司马光

灵台无事日休休，安乐由来不外求。

细雨寒风宜独坐，暖天佳景即闲游。

松篁亦足开青眼，桃李何妨插白头。

我以著书为职业，为君偷暇上高楼。

晨兴

唐·白居易

起坐兀无思，叩齿三十六。

何以解宿斋，一杯云母粥。

训子弟诗

清·王锡元

莫嬉莫赌莫抽烟，勤俭持家自积钱。

积得钱来休侈富，广施功德济颠连。

勉闲游

唐·白居易

天时人事常多故，一岁春能几处游？

不是尘埃便风雨，若非疾病即悲忧。

贫穷心苦多无兴，富贵身忙不自由。

唯有分司官恰好，闲游虽老未能休。

齿发叹

宋·陆游

乐天悲脱发，退之叹堕齿；

吾年垂九十，此事已晚矣。

发脱妨危冠，齿堕废大嚼。

晨兴对清镜，何以慰寂寞？

造物本无心，岂欲使汝衰。

曷不望长空，两曜无停时！

洗脚歌

佚名

春天洗脚，升阳固脱。夏天洗脚，暑湿可祛。

秋天洗脚，肺润肠濡。冬天洗脚，丹田湿灼。

睡前洗脚，睡眠香甜。远行洗脚，解除疲劳。

四季健康法

选自黄帝内经

春三月，此谓发陈。天地俱生，万物以荣。

夜卧早起，广步于庭。被发缓形，以使志生。

生而勿杀，予我勿夺，赏而勿罚，此春气之应，

健康之道也。

夏三月，此谓蕃秀。天地气交，万物华实。

夜卧早起，无厌于日。使志无怒，使华英成秀。

使气得泄，若所爱在外。此夏气之应，养长之道也。

秋三月，此谓容平。天气以急，地气以明。

早卧早起，与鸡俱兴。使志安宁，以缓秋刑。

收敛神气，使秋气平。无外其志，使肺气清。

此秋气之应，养收之道也。

冬三月，此谓闭藏。

水冰地坼，无扰乎阳。

早卧晚起，必待日光。

使志若伏若匿，若有私意。

若已有得，去寒就温。

无泄皮肤，使气亟夺。

此冬气之应，养藏之道也。

发是血之余

宋·温革

发是血之余，一日一次梳，

足是人之底，一夜一次洗。

西江月·赠周守正

元·李道纯

识破无人无我，何须求佛求仙。

随时随处总安禅，一切幻尘不染。

选甚山居野处，何妨闹市门庭。

执中守正固三田，久久神珠出现。

臂痛吟

宋·邵雍

先苦头风已病躯，新添臂痛又何如？

无妨把盏只妨拜，虽废梳头未废书。

不向医方求效验，唯将谈笑且消除。

大凡物老须生病，人老何由不病乎？

健康诀

宋·温革

酒多血气皆乱，味薄神魂自安。

夜漱却胜朝漱，暮食不若晨餐。

耳鸣直须补肾，目暗必须治肝。

节食自然健脾，少思必定神安。

汗出莫当风立，腹空莫放茶穿。

色欲须知

清·佚名

年少精强力壮时，岂可孤阳独自宿？

但要节制惜精神，不宜肆纵无断续。

惟有年高气血衰，秘精固肾才为福。

犹如老树倚虚崖，最怕风雨相摇触。

色中禁戒又须知，醉饱行房脏反覆。

大寒大暑大风寒，雷电入房俱寿短。

恼怒忧愁疾病中，切勿交欢犯色欲。

春方暖药火烧焚，不服之时免涂毒。

顺时

唐·孙思邈

春寒莫放绵衣薄，夏月汗多须换着。

秋冬衣冷渐加添，莫待病时才服药。

西江月

清·刘一明

丹道至简至易，恐怕人遇看轻。

天机一些鬼神惊，须要求师点醒。

一言半句便悟，道在坐卧住行。

知的造化何生，举步即超上等。

健康入道诗

清·佚名

人生难得今已得，大道难明今已明。

此身不问今生度，更向何生度此身？

坐卧避风

南朝·陶弘景

尝闻避风如避箭，坐卧须当预防患。

况因食后毛孔开，风才一入成瘫痪。

知戒

唐·孙思邈

卫生切要知三戒，大欲大怒并大醉。

三者若还有一事，须防损失真元气。

五宜

唐·孙思邈

发宜多梳气宜练，齿宜频叩津宜咽。

子欲不死修昆仑，双手揩摩常在面。

嗜欲去甚

南朝·陶弘景

何必餐霞饵大药，妄意延龄等龟鹤。

但于饮食嗜欲间，去其甚者即安乐。

摄生诀

清·金缨

慎风寒，节饮食，是从吾身上却病法。

寡嗜欲，戒烦恼，是从吾心上却病法。

心神欲静，骨力欲动，胸怀欲开，筋骸欲硬，

脊梁欲直，肠胃欲净，舌端欲卷，脚跟欲定，

耳目欲清，精魂欲正。

水有根则荣，根坏则枯。鱼有水则活，水涸则死。

灯有膏则明，膏尽则灭。人有真精，保之则寿，

戕之则夭。

色欲知戒歌

明·高谦

高子曰：色欲知戒者，延年之效有十：

阴阳好合，接御有度，可以延年。

入房有术，对景能忘，可以延年。

澄思力学，毋溺少艾，可以延年。

妖艳莫贪，市妆莫近，可以延年。

惜精如金，惜身如宝，可以延年。

勤服药物，补益下元，可以延年。

外色莫贪，自心莫乱，可以延年。

勿作妄想，勿败梦交，可以延年。

少不贪欢，老能知戒，可以延年。

避色如仇，对欲知禁，可以延年。

戒色诗

明·胡文焕

醉饱无忧倚翠娥，闲将精气自消磨。

当时只道欢欲好，今日番成怨悔多。

锦账张时开陷阱，金钗横处动干戈。

玉山自倒难扶起，纵有仙方怎奈何。

多少箴

明·陈继儒

少饮酒，多啜粥；多茹菜，少食肉；

少开口，多闭目；多梳头，少沐浴；

少群居，多独宿；多收书，少积玉；

少取名，多忍辱；多行善，莫干禄；

便宜勿再往，好事不如无。

书坐右

宋·张绎

凡语必忠信，凡行必笃敬。饮食必慎节，字画必楷正。

容貌必端正，衣冠必肃整。步履必安详，居住必正静。

行事必谋始，出言必顾行。常德必固持，然诺必重应。

见善如己出，见恶如己疾。凡此十四者，我皆未深省。

书此当座偶，朝文视为警。

古人天基寿谱

佚名

要长寿，多积阴功多保佑。要长寿，嬉嬉笑戏眉莫皱。

要长寿，远离美色如仇寇。要长寿，三餐量腹依时候。

要长寿，热身莫教风寒受。要长寿，出言行事俱从厚。

要长寿，大小物命都怜救。要长寿，书酒花月随前后。

要长寿，诸般省俭常守旧。要长寿，上床鼾呼神不漏。